AYUNO INTERMITENTE EFICIENTE

BAJAR DE PESO Y RECUPERAR TU SALUD NUNCA FUE TAN FÁCIL

Chris Díaz

ÍNDICE

¿QUÉ ES Y PARA QUIÉNES SE RECOMIENDA?

El ayuno intermitente consiste en dejar de comer durante un número de horas específicas y establecidas por cada persona según su tolerancia y resistencia, con el objetivo de obtener los beneficios que éste aporta a la salud integral del organismo.

En cuanto a su aporte a la salud, como las mejores maneras de practicarlo, entre otras cosas, es información que descubrirás a continuación y que realmente podrá llegar a cambiarte la vida.

Entre los principales beneficios del ayuno intermitente se encuentran los siguientes:

Baja los niveles de insulina =

Comienza la quema de grasa

Lo más importante a destacar sobre el ayuno intermitente es que, éste, en primera instancia, impacta positivamente en nuestros niveles de insulina en la sangre. Durante la restricción calórica que implica el cese de alimentos, los niveles de producción de insulina caen significativamente, lo que facilita la quema de grasa. Es decir, que si lo que estás buscando es **bajar de peso sin perder masa muscular y estimular la regeneración celular**, el ayuno intermitente es un excelente método.

Aumenta la producción de la hormona de crecimiento humano

Por otro lado, superando ciertas horas de ayuno que detallaré a continuación, los niveles de la hormona del crecimiento humano (HCH) aumentan, y esto es muy positivo para nuestro organismo. Entre otros motivos, porque **facilita la quema de grasa y el aumento de músculo.**

Motiva la reparación celular

Cuando limitamos la ingesta de alimentos a un cierto número de horas, que pueden ser cuatro, ocho o doce horas al día (los métodos de ayuno intermitente más conocidos), no sólo estamos motivando la quema de grasa, sino que, además, y que para muchos puede ser aún más importante, colaboramos con nuestra **reparación celular.**

La explicación aquí es muy sencilla. Cada vez que ingerimos un alimento, nuestro cuerpo debe comenzar un proceso digestivo que implica a casi todo el organismo, el cual debe trabajar en descomponer ese alimento descuidando otros procesos importantes.

Cuando destinamos ciertas horas al ayuno, nuestro cuerpo puede ponerse a trabajar en otras cosas, cómo reparar las células, recurrir a las reservas de grasa y eliminar los residuos que acumulamos en nuestro organismo, por ejemplo.

A su vez, suspender el consumo de alimentos por ciertas horas durante el día impacta en nuestra expresión génica, porque durante este proceso **se** generan cambios beneficiosos en varios genes y moléculas relacionados con la longevidad y la protección contra enfermedades cerebrales, cardíacas y tumorales como el cáncer.

Los niveles más bajos de insulina, los niveles más altos de la HCH, y las cantidades más altas de norepinefrina (noradrenalina) aumentan la descomposición de la grasa corporal y facilitan su uso para generar energía.

Combate la diabetes tipo 2

Hoy en día, la diabetes tipo 2 se ha convertido en un diagnóstico muy común. No cabe duda de que se trata de una enfermedad moderna, tan moderna como la alimentación que venimos acarreando las sociedades occidentales en estos últimos cincuenta años.

Las bebidas azucaradas, los productos ultra procesados como comida congelada, comida rápida, snacks, y todo aquello que llega a nuestra mesa ya preparado, cocido y condimentado de antemano, han ganado terreno a los alimentos naturales, orgánicos y que no fueron sometidos a ningún proceso de industrialización, los cuales las últimas generaciones ya ni siquiera consumen cotidianamente. Esto, sumado a las dietas actuales, que incluyen un desayuno, almuerzo, comida, merienda y cena, nos llevan a estar pendientes de la comida durante todo el día, impidiendo así, darle tiempo de descanso a nuestro cuerpo.

Este tipo de prácticas y costumbres que fuimos adquiriendo a lo largo de los años, tiene un gran impacto negativo en nuestro organismo, y es en gran parte responsable de la gran mayoría de las enfermedades actuales.

Sobrepeso, diabetes, colesterol, infartos, daños cerebrovasculares, demencia, cáncer.

En el caso de la diabetes tipo 2, su principal característica es el alto nivel de azúcar en sangre debido a la resistencia a la insulina. Por lo tanto, cualquier cosa que reduzca la resistencia a la insulina, **ayuda a bajar los niveles de azúcar en la sangre y a protegerte contra la diabetes tipo 2**.

Precisamente, el ayuno intermitente ha demostrado tener mayores beneficios para la resistencia a la insulina y causar una reducción de los niveles de azúcar en la sangre.

Reduce el estrés oxidativo

El estrés oxidativo es uno de los pasos hacia el envejecimiento prematuro y el desarrollo de muchas enfermedades crónicas.

Varios estudios muestran que el ayuno intermitente puede mejorar la resistencia del cuerpo al estrés oxidativo, combatiendo los radicales libres que alteran nuestro ADN.

Además, los estudios muestran que **el ayuno intermitente puede ayudar a combatir la inflamación**, otro factor clave de muchas enfermedades comunes hoy en día.

Se ha demostrado que el ayuno intermitente disminuye varios factores de riesgo diferentes, entre ellos:

- Niveles de azúcar en sangre.
- Presión arterial.
- Triglicéridos en sangre.
- Colesterol total y LDL (malo).
- Marcadores inflamatorios.

Activamos el proceso de autofagia

Cuando ayunamos, las células del cuerpo inician un proceso celular de "eliminación de residuos" llamado autofagia.

En este proceso, nuestro cuerpo, que no está recibiendo calorías externas de los alimentos, recurre a las reservas internas. Dicho de una manera sencilla: **en el proceso de autofagia el cuerpo se come a sí mismo.** Por lo tanto, las células descomponen y metabolizan las proteínas rotas y disfuncionales que se acumulan dentro de ellas y que son generadoras de muchas enfermedades. Durante este proceso se produce reparación, regeneración, desintoxicación y depuración a nivel celular. Suena genial ¿no crees?

El aumento de la autofagia puede protegernos contra varias enfermedades, entre ellas el cáncer y las enfermedades neurodegenerativas, como el Alzheimer.

A su vez, el ayuno intermitente puede tener beneficios importantes para la salud cerebral. Puede aumentar el crecimiento de nuevas neuronas y proteger el cerebro del daño.

Favorece la microbiota intestinal

Muchos expertos en la salud aseguran que **ayunar entre doce y dieciséis horas al día fortalece la microbiota intestinal**, y ésta es fundamental para incrementar las defensas y la respuesta inmunitaria del cuerpo ante procesos víricos e infecciosos, además de para muchas otras cosas.

Por supuesto, quien quiera incorporar el ayuno intermitente a sus hábitos de vida debe tener una relación sana con la comida; no sufrir de estrés ni ansiedad por comer, combinar esto con una alimentación libre de ultra procesados y realizar actividad física a menudo.

Ayuda a la eliminación de líquidos

El ayuno ofrece una posibilidad natural de eliminar el agua acumulada y la sal sobrante. Las acumulaciones anormales de agua, conocidas como edemas, es lo primero que desaparece durante los primeros días de ayuno.

Al tener desocupado el tracto digestivo y al liberarse el agua ligada al glucógeno y a las proteínas, se refuerza la eliminación global de agua retenida en exceso.

Respaldo científico al ayuno intermitente

Un estudio publicado por el Colegio Médico de Harvard sugiere que existe evidencia científica de la eficacia del <u>ayuno de ritmo circadiano</u>.

Los ritmos circadianos son cambios físicos, mentales y conductuales que siguen el ciclo diario y que responden, principalmente, a la luz y la oscuridad en el ambiente de un organismo.

Dormir por la noche y estar despierto durante el día es un ejemplo de un ritmo circadiano relacionado con la luz.

Estas investigaciones apuntan que, para conseguir mejores resultados, no solo hay que limitar las horas del día que destinamos a comer, sino que conviene hacerlo temprano.

Según los estudiosos de Harvard, para obtener una buena respuesta de nuestro cuerpo frente al ayuno intermitente, habría que comer entre las siete de la mañana y las tres de la tarde. Y nunca comer por la noche, especialmente cuando se acerca el momento de acostarse.

En esta misma línea, encontramos también un estudio llevado a cabo por científicos de la Universidad Johns Hopkins (publicado recientemente en Endocrine Society's Journal of Clinical Endocrinology & Meatabolism).

Estos investigadores recomiendan <u>cenar al menos cinco horas antes de irse a dormir</u>, es decir que, si te duermes a las once de la noche, deberías estar cenando a las seis de la tarde. Al parecer, adelantando la última comida del día se disfruta de un sueño reparador y se potencia la quema de grasa durante la noche.

Los autores de este estudio sostienen que cenar muy tarde (una hora antes de acostarse) ralentiza el metabolismo y existe mayor riesgo de padecer obesidad.

A su vez, una buena alternativa para mantenerse bien nutrido y seguir obteniendo los beneficios del ayuno, es seguir la regla del plato de Harvard, que propone llenar la mitad del plato con verduras y hortalizas; un cuarto con proteínas; y el cuarto restante con carbohidratos o grasas saludables.

El ciclo de Krebs

Cuando nos alimentamos, el organismo recibe un aporte calórico basado en glúcidos (azúcares e hidratos de carbono), lípidos (grasas) y proteínas, los cuales se encuentran en los macronutrientes (carbohidratos, proteínas y grasas). También son necesarias las sales, las vitaminas y la fibra (micronutrientes). Estos nutrientes son asimilados de distintas maneras a través de nuestro aparato digestivo, después son transportados por la sangre, y acaban realizando un proceso llamado ciclo de Krebs, a partir del cual se transforman en la energía necesaria para nuestro organismo.

Pero nuestra vida moderna sedentaria y el alto consumo de azúcares y grasas ultra procesadas, nos hace transformar de nuevo esa energía de los alimentos en depósitos de grasa que luego buscamos eliminar. Además, también retenemos mucho líquido que nos lleva a permanecer en un estado inflamatorio.

Por esta razón debemos **prestarle mucha atención a lo que comemos y cuánto comemos.** Debemos tener la intención de nutrirnos, más que de saciarnos con cualquier cosa. En este sentido, la alimentación después del ayuno es un punto importante. Es el momento más crítico para recuperar o modificar hábitos alimentarios y también para regular el tamaño de las raciones ingeridas.

Cabe señalar lo importante que es dejar de fumar mientras se comienza una transición hacia una vida saludable, ya sea introduciendo el ayuno intermitente a tu vida u optando por una dieta de alimentos naturales.

Recuerda que, además de nutrirte y darle a tu cuerpo fibra, vitaminas, minerales, proteínas y grasas saludables, hay que comer las raciones justas, ya que todo el exceso de comida se convierte en depósitos de grasa que tu cuerpo acumula como reserva.

Aprovecha el ayuno intermitente para renovar hábitos, y dirigirte hacia una vida saludable. Es vital eliminar los alimentos y hábitos que intoxican tu cuerpo, mente y espíritu y, por lo tanto, tu salud integral.

Desventajas del ayuno

Lo peligroso del ayuno es darte un atracón de comida en las horas de ingesta. Es algo que hay que evitar y, de no ser posible, cambiar de forma de alimentarte y dejar al ayuno.

Además, debes tener en cuenta que **durante el ayuno no se consume nada sólido ni tampoco bebidas azucaradas.** Es muy importante también suprimir lo innecesario, como el café en exceso, el tabaco, el alcohol, y seguir con tu vida de manera natural, ya que el ayuno es un proceso natural, físico, mental y espiritual.

Es importante tener en cuenta que <u>ayunar no implica que, durante las horas de ingesta, podamos comer todo aquello que deseamos impulsivamente</u>.

Recuerda que una persona necesita aproximadamente dos mil calorías diarias para recibir la energía suficiente de los alimentos. A su vez, debe consumir una cantidad suficiente de los tres macronutrientes: carbohidratos, proteínas y grasas y prestando atención también a los micronutrientes, como vitaminas, minerales y fibra. Es importante que los alimentos que consumas contengan fibra y sean lo más naturales posibles, ya que esto te ayudará a estar más saciado y nutrido. Y si lo que buscas es bajar de peso, lo que te hará perder grasa es la restricción calórica. Por lo tanto, en vez de consumir dos mil calorías al día, por ejemplo, deberías limitarte a mil setecientas o mil ochocientas, de forma que el resto de la energía necesaria la consigas de las reservas que hay en tu propio cuerpo en los depósitos de grasa.

A su vez, por supuesto, realizar actividad física es clave. Cuanto más movamos nuestro cuerpo más energía vamos a necesitar, por lo tanto, más calorías quemaremos. Recuerda que una vida sedentaria, es sumamente arriesgada para la salud. Enfócate en caminar al menos dos kilómetros diarios, que es lo que recomienda la Organización Mundial de la Salud, tomar al menos media hora de sol y de aire puro al día, y realizar alguna práctica que sea de tu agrado, como meditación, yoga, pilates, ejercicios aeróbicos y de fuerza, que son muy importantes para desarrollar tus músculos, quemar grasa y mejorar tu resistencia física.

En sí, el ayuno intermitente no tiene grandes contraindicaciones, por el contrario, todos ayunamos ciertas horas a lo largo del día, como, por ejemplo, durante el tiempo entre una comida y otra o durante las horas de sueño. Es justamente por eso que la primera comida del día se llama desayuno (des-ayuno).

Y no somos la única especie que ayuna. Por ejemplo, las aves que son nómadas y que emigran a tierras ricas en alimentos cuando comienza el invierno, a menudo pasan varios días sin comer ni beber porque están de viaje.

Si bien aprovechan las corrientes favorables de viento para proteger sus reservas corporales, en ciertos trayectos dependen por completo de sus propias reservas como única fuente de energía.

Otro ejemplo es el oso, que hiberna y ayuna, como también muchos ciervos y cabras salvajes que pasan el invierno con poca comida. Y, sobre todo, los animales también ayunan cuando se sienten enfermos o han sufrido graves traumatismos. Esto lo hacen para que su propio cuerpo se ocupe de regenerarse, y saben que para ello deben dejar de comer, ya que comer implica un gasto de energía.

En la prehistoria, durante miles de años, pudimos pasar largas épocas de hambrunas, ayunar en épocas de intenso ejercicio o viviendo refugiados en cuevas protegidos del frío, con lo que nuestro organismo desarrolló capacidades para la supervivencia y mecanismos para sobrevivir con sus reservas sin perder musculatura o perdiéndola en mínimas cantidades.

Entre los efectos desagradables que puede traernos ayunar, podemos encontrar fatiga, insomnio, náuseas, mareos y dolor de cabeza. Estos síntomas pueden ser comunes durante los primeros días del ayuno y aparecen porque el cuerpo nos está diciendo que tenemos el nivel de glucosa bajo, además de que nos estamos desintoxicando y, a su vez, perdiendo minerales. Es simplemente algo pasajero hasta que el cuerpo recuerde que puede obtener energía de nuestra grasa corporal. Entonces la energía que tendremos y sentiremos será totalmente diferente, mucho más abundante y casi inagotable. Pero mientras ocurre eso, en nuestros primeros días practicando ayuno intermitente, es importante no sobre exigirnos e ir midiendo nuestros límites. Si sentimos alguno de los síntomas anteriores, podemos reducir nuestras horas de ayuno hasta sentirnos mejor y así poder aumentarlas de nuevo.

Podemos comenzar haciendo un ayuno de doce horas, luego de catorce y después de dieciséis. Cuando ya te sientas cómodo haciendo un ayuno de dieciséis horas diarias, puedes probar, uno o dos días a la semana a hacerlo de dieciocho o de veinte horas.

Lo importante es no someter al cuerpo a un estrés excesivo, ya que esto te impedirá tanto bajar de peso, como aprovechar al máximo los beneficios del ayuno, porque nuestras hormonas darán órdenes opuestas.

Durante el embarazo o la lactancia, o si tienes hipertiroidismo, tensión baja o diabetes tipo 1, es mejor que no practiques ayuno hasta que cambie tu estado. Si tienes cálculos renales, reflujo gastroesofágico o algún otro problema médico, debes consultar con un especialista en salud antes de empezar a hacer ayuno intermitente.

Resumiendo, **estas serían las posibles desventajas de practicar ayuno intermitente**, que pueden suceder o no:

- Pasar mucho tiempo sin comer puede generar acidez y pesadez en algunas personas. Es parte del proceso de desintoxicación del cuerpo. Parte de las toxinas que se encontraban recubiertas de moco intestinal o grasa están siendo eliminadas del cuerpo y pueden causar molestias mientras son expulsadas.
- Durante la primera semana de ayuno puedes presentar mareos, boca seca, irritabilidad, estreñimiento y deshidratación.
- Si no te alimentas bien durante las horas de ingesta, tener una pérdida sustancial de vitaminas y minerales durante el ayuno.
- Se debe tener especial cuidado y atención en personas diabéticas con un cuadro avanzado. Aquellas que tengan insuficiencia renal o una presión arterial baja deben evitar ayunos demasiado prolongados y contar con el seguimiento diario de un profesional.
- Es necesario regular **la ansiedad y los atracones**. La ansiedad por comer es algo que se va regulando durante el proceso, por eso no hay que dejarse caer en el impulso de comer en exceso cuando rompamos el ayuno, ya que, a medida que avancemos, iremos teniendo menos hambre.

¿Quién no debería practicarlo?

Es importante tener en cuenta que el ayuno intermitente no es para todos los organismos. Si la persona que desea ayunar tiene alguno de estos estados o enfermedades, será necesario consultar con el profesional de la medicina correspondiente a la enfermedad que presente. Estas enfermedades o estados del cuerpo son: diabetes, peso inferior al recomendado, presión arterial baja, mujer embarazada, mujer en período de lactancia, mujer con la intención de embarazarse o persona con historial de trastornos alimenticios.

El ayuno no es apto para niños ni adolescentes. En caso de dudas o de querer saber si eres una persona apta para el ayuno, puedes realizar un chequeo médico previo a la realización del ayuno.

En las siguientes patologías, el ayuno está desaconsejado totalmente:

- Diabetes: la diabetes es una enfermedad en la cual la persona no puede regular los niveles de glucosa en sangre. En el ayuno, los niveles de glucosa pueden oscilar y esto complica la situación del diabético. Estas variaciones pueden significar para el diabético que termine internado por una descompensación.
- Presión arterial muy baja: el ayuno puede hacer que la presión sanguínea baje. Por eso, ayunar no es conveniente porque agudiza la patología que el paciente ya tiene.
- Anorexia nerviosa o trastornos alimenticios: en este tipo de enfermedad, la persona llega a obsesionarse con su peso, ya que su imagen corporal se encuentra distorsionada y siente un miedo injustificado al aumento de peso. Por esta razón pueden sufrir de inanición o realizar ejercicios físicos en exceso.
- En niños y adolescentes: no se aconseja el ayuno por estar en período de crecimiento. En caso de niños o adolescentes con sobrepeso, se aconseja restringir el consumo de harinas y azúcar, siempre bajo supervisión médica.
- Personas con miopatía: es un estado de deficiencia en diferentes grupos musculares y el hecho de ayunar puede desembocar en serias complicaciones.

- Demencia: deterioro de las funciones cerebrales: memoria, razonamiento, aptitudes sociales, etc. Es un estado muy delicado y suele ser acompañado por diferentes medicamentos, así que ayunar no está recomendado en este caso.

- Caquexia: con esta denominación se conoce al deterioro del estado de salud por el cual hay una importante pérdida de peso y también de masa muscular, con posible falta de apetito, fatiga, falla cardíaca, EPOC, etc.

- Insuficiencia cardiovascular: es una enfermedad crónica por la cual el corazón no bombea la sangre con eficiencia. Entre los síntomas se encuentran: dificultad para respirar, fatiga, ritmo cardíaco irregular, etc.

- Hipertiroidismo: esta patología se caracteriza por el exceso de producción de la hormona tiroxina. Ésta acelera el metabolismo, incrementa el ritmo cardíaco haciendo que sea irregular y acelerado, hay pérdida de peso, y la persona se vuelve irritable con exceso de sudoración.

- Insuficiencia renal o insuficiencia hepática: se produce cuando estos órganos no cumplen con la función habitual.

- Embarazo y lactancia: el cuerpo se encuentra al servicio de la función específica que está cumpliendo y las variaciones en las ingestas pueden significar un desequilibrio para la función que está cumpliendo, tanto en el embarazo como en la lactancia.

- Personas de edad avanzada: no es recomendable porque las variaciones en las ingestas pueden significar desequilibrios en la nutrición.

- Personas con anemia severa: en esta enfermedad también cualquier variación en los nutrientes puede resultar peligrosa para su cuadro clínico.

Por otra parte, suele creerse que el ayuno no es aconsejable para la mujer. Debido a sus características hormonales, existe la creencia de que el ayuno no beneficia a la mujer de la misma forma que lo hace con el hombre. La realidad es que, salvo en el caso que la mujer esté embarazada o en período de lactancia, no existe ninguna diferencia que haya sido comprobada de forma científica.

Lo que sí se ha comprobado es que el hombre tiene una mayor tolerancia a realizar el ayuno que la mujer. Esta tolerancia tiene que ver con el mecanismo evolutivo de cada sexo, ya que en épocas en las que la alimentación era escasa, los ancestros repartían la comida de la siguiente manera: en primer lugar, a mujeres y niños y lo que sobraba era repartido entre los hombres. Cuando no quedaba nada ellos simplemente ayunaban por el bien de la comunidad. Esta decisión se tomaba para asegurar la supervivencia de su clan.

El ayuno es igualmente efectivo para hombres y mujeres porque no hay un efecto dañino a nivel hormonal ni mucho menos en las hormonas reproductivas. En lo que se refiere a hormonas femeninas, se han realizado estudios sobre los perfiles sanguíneos de los estrógenos, de la testosterona, progesterona y otras hormonas reguladoras. Se ha podido apreciar que sus valores no se ven afectados, sino que, por el contrario, se han visto regulados y equilibrados dentro de su rango, llevándolos entre los valores que se consideran normales.

A través de ecografías, se ha podido comprobar que los folículos de los ovarios muestran su desarrollo natural y que no se observa ningún tipo de alteración por el hecho de ayunar.

No es en absoluto recomendable que la mujer ayune cuando está embarazada, en período de lactancia o si tiene bajo peso corporal y escasos depósitos de grasa con poca musculatura. Es decir, cuando tiene poca o ninguna reserva en su cuerpo.

Los períodos de lactancia y de embarazo, son momentos en los que hay una gran demanda energética y de nutrientes, por eso, el ayuno puede comprometer el normal desarrollo del bebé y la salud de la madre. Si la mujer tiene bajo peso, el ayuno puede ocasionar amenorrea, o sea, falta de menstruación y esta irregularidad puede comprometer su fertilidad.

Es frecuente que, cuando la mujer hace un cambio en su dieta o realiza ayuno, haya algún cambio en su ciclo menstrual, pero estos cambios tienen que permanecer dentro de un rango de normalidad. En caso contrario, es vital consultar al médico.

En mujeres con buena salud y edades entre 20 y 50 años, el ayuno favorece la salud reproductiva y contribuye a optimizar las funciones de los ovarios, equilibrando en caso de que haya algún desequilibrio.

Es importante tener en cuenta que el tejido graso es el sitio de producción natural de hormonas sexuales y, por esa razón, el peso y la composición corporal pueden influir en el nivel hormonal. Por este motivo, la mujer tiene que asegurarse de tener sus parámetros dentro de los normales establecidos para que el ayuno y también la pérdida de peso no comprometa su salud reproductiva.

Una consecuencia positiva que sí ha sido comprobada científicamente en la mujer es que el ayuno atenúa los síntomas premenstruales y las molestias durante la menstruación, los dolores en los pechos y la hinchazón de piernas y vientre.

En mujeres con peso normal y buena salud que han entrado en la menopausia, el ayuno puede ayudar a prevenir patologías conocidas como "músculo esqueléticas", típicas de la edad, como, por ejemplo, la osteoporosis.

¿QUÉ SUCEDE EN NUESTRO CUERPO AL HACER AYUNO?

Cuando comemos, extraemos las azúcares de los alimentos para usarlos como energía, es por ese motivo por el que suben nuestros niveles de glucemia sin importar si comemos algo dulce o algo salado. Si no usamos esa energía, la misma se convierte en grasa. Cuando dejamos de comer, el cuerpo busca conseguir esa energía de las reservas que guarda y comienza a alimentarse de ellas.

Pero mientras ayunamos, no solamente estamos consumiendo nuestras reservas de grasa. Suceden muchas otras cosas beneficiosas durante este proceso, muchas de las cuales ya fuimos conociendo en páginas anteriores.

Las primeras 2 a 4 horas de ayuno

Entre las primeras dos y cuatro horas de ayuno reducimos la glucemia y bajamos los niveles de azúcar en sangre. En este proceso utilizamos las reservas de glucógeno que tenemos almacenadas en el hígado y en los músculos.

Cuando llegamos a las 8 horas de ayuno

A las 8 horas de ayuno se aumenta la producción de hormonas que aceleran el metabolismo. De esta forma se comienza a acceder más rápidamente a las reservas, ya que nuestro cuerpo está sintiendo la ausencia de alimentos y ya recurrió a la glucosa más accesible, la que guardamos en el hígado. Aumentamos tanto la producción de testosterona, como de la hormona del crecimiento.

¿Qué es la testosterona y cuál es su función?

La testosterona es una hormona que se produce en los testículos. Cuando un hombre posee niveles correctos de testosterona, puede gozar de un buen rendimiento sexual con relación a las erecciones, la libido, la calidad de los espermatozoides y, por tanto, a la fertilidad.

Por otro lado, esta hormona permite mejorar la concentración, la memoria y la salud cardiovascular tanto en hombres como en mujeres. A su vez, reduce la fatiga, ayuda a prevenir la anemia, osteoporosis, diabetes tipo dos y accidentes cardiovasculares, entre otros beneficios.

En el caso de los hombres adultos, es totalmente normal que el nivel de testosterona disminuya progresivamente. Generalmente suele bajar entre un 1% y 2% al año después de los treinta o cuarenta años.

¿Cómo saber si tienes la testosterona demasiado baja?

Si bien algunos hombres que tienen niveles bajos de testosterona no presentan síntomas, es importante estar alerta ya que algunos pueden presentar condiciones como las siguientes:

- Falta de deseo sexual.
- Dificultad para conseguir una erección.
- Conteo de espermatozoides bajo.

- Problemas para dormir.
- Disminución de la fuerza y el tamaño de los músculos.
- Pérdida ósea.
- Aumento de la grasa corporal.
- Depresión.
- Déficit de concentración.

La alimentación que lleves puede beneficiarte para mejorar la producción de testosterona y, a su vez, tu vida sexual, la calidad de tus espermatozoides y la fertilidad.

Estos siete alimentos pueden aumentar los niveles de testosterona:

1. Huevo: este alimento es rico en vitamina D, la cual ayuda a generar testosterona en sangre.

2. Ajo: un compuesto del ajo estimula el aumento de producción de testosterona en los testículos.

3. Aguacate: esta fruta es rica en grasas insaturadas y está demostrado que son beneficiosas para la producción de testosterona en la sangre.

4. Nueces: los frutos secos como las nueces, contienen vitamina E y algunos estudios la relacionan con el aumento de la testosterona y, por tanto, de la libido. Es un alimento que también posee selenio, un mineral que influye en los niveles de testosterona y mejora tanto la cantidad como la calidad de los espermatozoides.

5. Brócoli: esta verdura, junto con la coliflor y el repollo ayudan a incrementar la eficacia de la testosterona. A su vez, es muy bajo en calorías y rico en zinc, otro mineral importante para el buen funcionamiento del aparato reproductor masculino.

6. Arándanos: los arándanos son excelentes para la salud de nuestro cerebro y el funcionamiento de las vías urinarias. Además, ayudan a disminuir los niveles de cortisol, también conocido como la hormona del estrés. Lo beneficioso es que permite el aumento de los niveles de testosterona y puede así mejorar el rendimiento sexual.

Tras 12 horas de ayuno

A partir de las doce horas de ayuno se acaban las reservas de carbohidratos que tenemos en nuestro cuerpo, por lo que nuestro organismo deberá acudir a las grasas para obtener la energía que necesita.

El proceso por el cual nuestro organismo acude a las grasas para transformarla en energía se llama **cetosis**, y el tiempo que tardes en entrar en este estado depende de cada cuerpo. En general, sucede a las doce horas de ayuno.

La cetosis es un término muy utilizado en estos días, ya que la dieta keto o cetogénica se ha puesto muy de moda en los últimos años. Se trata justamente de esto, de mantener al cuerpo en un estado de cetosis constante al eliminar los carbohidratos de la dieta.

Si bien hoy en día el estado de cetosis se utiliza para bajar de peso, en un principio era un proceso médico para mejorar los síntomas de aquellas personas que sufrían enfermedades relacionadas con el cerebro y también cáncer.

Justamente, la dieta cetogénica era y sigue siendo recomendada para pacientes con Parkinson, Alzheimer y Epilepsia, y la explicación es muy sencilla:

En una dieta normal, el cerebro utiliza la glucosa como combustible (esta forma de azúcar proviene de los carbohidratos), entonces, las "centrales eléctricas" de las células, llamadas mitocondrias, convierten la glucosa en la energía que impulsa todos los procesos vitales, pero la glucosa no significa un gran alimento para nuestro cerebro. Sin embargo, cuando se limitan o eliminan los carbohidratos de la dieta, el cerebro puede comenzar a usar su fuente de combustible secundaria: las cetonas (provenientes de las grasas), las cuales le dan un tipo de energía que le favorece.

Cuando comenzamos a usar las cetonas como fuente de energía, **bajan nuestros triglicéridos y colesterol**. Además, empezamos a **renovar los tejidos**, ya que las células están construidas de proteínas y grasas, grasas que utilizaremos y quemaremos durante la cetosis.

Renovar nuestros tejidos es el secreto de la longevidad. Cuando envejecemos es porque nuestros tejidos no se renuevan y acumulamos células que no funcionan correctamente. Estas son conocidas como senescentes.

Las células senescentes contribuyen a la aparición y desarrollo de múltiples patologías como cáncer y trastornos neurodegenerativos.

Entonces, tanto el proceso de cetosis (alimentarnos de las grasas de nuestras células), como el de autofagia (alimentarnos de las reservas guardadas en nuestro cuerpo), hacen que ganemos calidad y años de vida. Con relación a esto, ciertos estudios contemporáneos realizados en ratones indican que hacer una comida por día, para potenciar estos procesos, **aumenta un 30% nuestra esperanza de vida**.

Entre las 20 y 22 horas de ayuno

Cuando ya superamos las veinte horas de ayuno, según ciertos científicos, principalmente orientales, **comenzamos a producir células madre**. Esas células madre son algo sin comparación, una brisa de aire fresco para tu salud. Son aquellas células que sustituirán a otras ya defectuosas y comenzarán a cumplir su función específica. Hay tratamientos muy costosos que consisten en inyecciones de células madre para tratar todo tipo de enfermedades. Así que imagina todo lo que puedes darle a tu cuerpo, a tu salud y a tu vida, si consigues que tu organismo las fabrique por sí mismo. Una auténtica maravilla.

AYUNO INTERMITENTE Y ALIMENTACIÓN

Si llegaste hasta aquí, quizá ya compartimos la idea de que el ayuno intermitente no consiste en pasa hambre, ni en una alimentación estricta. Por lo tanto, no debemos considerarlo una dieta, sino más bien una forma de alimentarse que puede mejorar nuestros hábitos y convertirse en un estilo de vida.

Si bien no es una dieta en sí, si optamos por introducir esta práctica milenaria en nuestras vidas, es importante **que nuestra alimentación sea rica en todos los nutrientes esenciales** y comencemos a ser más consciente de nuestra alimentación y de nuestros procesos físicos, psíquicos y emocionales.

No deberás pasar hambre, pero sí pensar en tu alimentación como un modo de nutrir a tu organismo y no de alimentar ciertas emociones, evadirte de problemas o llenar vacíos existenciales. Para estos casos, siempre podrás realizar cualquier tipo de ejercicio o actividades placenteras como escribir, leer, pintar, dibujar, cuidar plantas, interactuar con animales o lo que más te guste.

Pero, aunque ya sepas los beneficios que trae cada etapa del ayuno dependiendo de las horas realizadas, recuerda que debes escuchar a tu cuerpo, e ir midiendo los límites que él te marca. De esta manera, la transición hacia un mayor número de horas de ayuno será amena y no estresante y eso es algo que debemos evitar, más allá de querer llegar a las veintidós horas de ayuno. Además, de esta manera evitarás atracones y poca constancia. <u>Comienza poco a poco y escucha a tu cuerpo.</u>

Índice glucémico

Es necesario mantener cierta estabilidad en nuestro índice glucémico y evitar los picos de insulina, ya que estos nos generan altibajos físicos y emocionales.

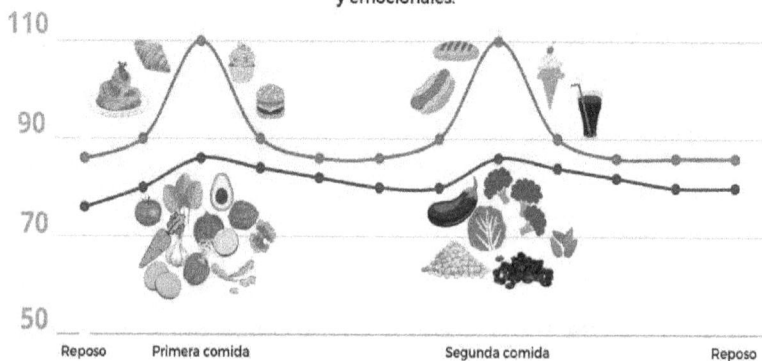

| 110 |
| 90 |
| 70 |
| 50 |

Reposo   Primera comida   Segunda comida   Reposo

● Alimentación baja en carbohidratos y rica en alimentos naturales.

● Alto consumo de productos refinados, procesados y ultra procesados.

Evita los picos de glucosa

Los cereales, dulces y postres, como también algunas frutas y los tubérculos son ricos en fructosa (un tipo de azúcar). Por eso, debemos consumirlos con cuidado y precaución, de forma equilibrada, evitando abusar de ellos.

Cuando hacemos ayuno prolongado, nuestros niveles de azúcar bajan estrepitosamente, para luego subir cuando ingerimos un nuevo alimento. Por eso, a la hora de hacerlo, debemos elevar esos niveles con cuidado, para mantener cierta estabilidad y no provocar subidas y bajadas extremas.

Si nuestro índice de glucemia es una montaña rusa, esa inestabilidad va a trasladarse a todos los aspectos de nuestro cuerpo y nuestra mente y causaremos mucho estrés a nuestro organismo. Es por eso por lo que la dieta mediterránea, paleo y cetogénica son excelentes opciones para mantener bajos los niveles de glucemia, ya que se trata de dietas pobres en carbohidratos.

Haz consciente el proceso de alimentarte

Recuerda: cuando ingerimos un alimento, extraemos su azúcar y lo convertimos en glucosa que entra en nuestras células para ser convertida en energía. La energía que se acumula en nuestro cuerpo y no se usa porque nos movemos poco o comemos más de lo que quemamos, es convertida en grasa. Esa grasa pasa a formar parte de nuestras reservas de energía, una conducta previsora de nuestro cuerpo, que retiene lo que no necesita para cuando haya escasez.

Al hacer ayuno, nuestro cuerpo produce energía a partir de reservas de glucógeno que tenemos en el hígado y utiliza las reservas de grasa para continuar produciendo energía.

Consume más alimentos y menos productos

Alimento	VS	Producto
Existe y es accesible en su estado natural.		El alimento pasó por un proceso químico en el que le sustrajeron nutrientes y le agregaron ingredientes.
Cuenta con un sólo ingrediente y si está industrializado fue prensado en frío y no se le agregó nada.		Está compuesto por diversos ingredientes tanto de origen natural como químicos artificiales.
Contiene naturalmente vitaminas, minerales, proteínas, omegas y/o fibras dependiendo su tipo.		Contiene conservantes, azúcares, sodio, saborizantes, emulsionantes y elementos desconocidos.
En sus versiones orgánicas están libres de pesticidas y productos químicos que pueden ser tóxicos para nuestro organismo.		Parte de los procesos de producción de este producto alimenticio, incluye la toma de hormonas, antibióticos y mejoradores genéticos por parte de los animales.

La mejor manera de saber si te estás alimentando bien y si tus hábitos se proyectan hacia lo más saludable, es revisar tu cocina. Vacía tu despensa y tu nevera de productos, o termínalos y no compres más, ya que estos pasaron por procesos químicos donde perdieron sus nutrientes y fueron cargados de sodio, aditivos, conservantes y azúcares.

Opta por los alimentos en su estado natural, como las verduras, hortalizas y frutas, los frutos secos y semillas, granos enteros y legumbres, aceite de oliva extra virgen y vinagre de manzana. Añade miel, huevos y yogurt griego si no llevas una dieta vegana, y carnes blancas o magras si no llevas una dieta vegetariana. Procura consumir alimentos orgánicos, libres de pesticidas, y si consumes huevos y carne, intenta que sean de animales libres.

¿Qué se puede consumir durante el ayuno?

Cuando ayunamos podemos consumir infusiones, libres de azúcar y edulcorantes y agua para mantenernos hidratados. Si sufres de acidez o gastritis es importante evitar el café ya que es sumamente irritante, al igual que las harinas, los lácteos, dulces y alcohol. Podemos reemplazar el café por té de hierbas, como manzanilla, tilo, boldo, diente de león, cola de caballo, caléndula, o tu té favorito.

También recuerda que, si sobre exiges a tu cuerpo durante el ayuno y, a pesar de no sentirte bien, sobrepasas las horas que tu organismo está dispuesto a tolerar, puedes aumentar la producción de la hormona cortisol (la famosa hormona del estrés). Aumentará tu ansiedad y te darán más ganas de comer y eso hará que acumules más grasa en tu cuerpo, así que intenta aumentar tus horas de ayuno progresivamente y midiendo tu tolerancia.

¿Qué puedo consumir durante el ayuno?

Durante el ayuno podrás consumir aquellos alimentos que no contengan calorías y que a la vez sean saludables. Por ejemplo:

- Agua (preferentemente agua mineral).

- Infusiones (como té de cola de caballo, diente de león o manzanilla, que mejoran la digestión).

- Té (mucho mejor si es té verde ya que es antioxidante).

- Café sin azúcar (puedes añadirle canela).

- Caldo casero de verduras (del cual sólo podrás consumir el líquido, al que puedes añadir especias, pero no sal).

Disfruta del proceso y no lo tomes como un sacrificio

Nuestro cuerpo tiene una predisposición histórica para el ayuno. Estamos adaptados a él, ya que nuestros antepasados debían salir a buscar su propio alimento, ya que conseguirlo no era ni mucho menos tan sencillo como hoy en día.

Hasta el día de hoy, esta práctica milenaria se mantiene vigente en diversas religiones y culturas, que utilizan el ayuno como un tiempo de limpieza física, mental y espiritual profunda, para renovar la fe, dar paso a nuevos inicios y limpiarnos de las toxinas que absorbemos día tras día.

Y como ya dijimos, los procesos de digestión, absorción y distribución de nutrientes le roban energía a nuestro cuerpo. La mejor manera de ilustrarlo es con el siguiente ejemplo: imagina que tú y yo compramos el mismo auto, misma serie, año de fabricación, modelo, marca, hasta incluso misma concesionaria. Yo utilizo mi auto como taxi, por lo que debe mantenerse activo y trabajando durante todo el día. Tú lo usas para ir a tu trabajo, por lo que está activo durante la mañana cuando vas a trabajar y en la tarde cuando regresas a tu casa. ¿Qué auto estará mejor dentro de cinco años? Si crees que el tuyo estará mejor, tienes la respuesta acertada. Y eso es lo que sucede con nuestro organismo cuando no le damos un respiro y comemos sin medir nuestro hambre y sin importar si ya estamos saciados.

¿Qué sucede si no bajo de peso haciendo ayuno intermitente?

Si estás incorporando nuevos hábitos saludables a tu vida desde hace tiempo, estás haciendo ayuno intermitente, actividad física, consumiendo alimentos naturales, nutritivos y que te aportan vitalidad, eliminando los vínculos, situaciones y costumbres tóxicas, sanando emociones y pensamientos negativos y enfocándote en tu bienestar integral, ante todo, mi más profunda enhorabuena. Estás invirtiendo en salud y en un futuro de bienestar. Pero si quizá no ves resultados, lo más probable es que tu cuerpo esté todavía reequilibrándose. Después de años y años de comer de forma poco saludable, de beber poco agua, practicar poco o nada de ejercicio, fumar, beber, o vivir en una ciudad llena de contaminación, tomar medicamentos... podemos acumular gran cantidad de toxinas, y no vamos a eliminarlas todas y a recuperar la salud que teníamos hace diez años en diez días. Así que paciencia, estás en el camino correcto, pero como se suele decir: *"Roma no se construyó en un día"*.

Ten en cuenta que, hoy en día, el exceso de comida puede llevar a ciertos desequilibrios metabólicos.

Cuatro millones de personas al año mueren por obesidad y las enfermedades que está conlleva, como afecciones cardiovasculares, diabetes y trastornos hormonales. Lo peor es que estos números se han triplicado en los últimos cincuenta años con el auge de los ultra procesados y de la comida rápida. Por eso. hoy es hora de sanar y recuperar calidad de vida después de tantos años, incluso de toda una vida de malos hábitos y enfocarse en estos procesos curativos más allá de los resultados a corto plazo. No te desmotives ni te decepciones por no perder diez kilos en un mes, recuerda que cada cuerpo se adapta y responde a los procesos de manera diferente y eso no quiere decir que todo lo bueno que estás haciendo no funciona. Deja de pesarte de cada día y disfruta del trayecto ya que, al fin y al cabo, es donde y cuando vivimos y somos.

Ejercicio y ayuno

Cuando hablamos de hacer ejercicio, hacerlo en ayunas es beneficioso para quemar grasa, ya que la enzima lipasa (que produce nuestro organismo cuando debemos procesar las grasas) nos ayuda a destruir la grasa almacenada en nuestro cuerpo. Pero esta quema de grasa comienza aproximadamente tras 40 minutos de estar haciendo ejercicio y, nuevamente, todo depende de ti, tus hábitos actuales y tu propio organismo. Por eso no es recomendable que comiences tu experiencia con el ayuno intermitente con un ayuno prolongado y haciendo actividad física antes de la primera comida, ya que no sabes cómo reaccionará tu organismo a esta práctica nueva y puedes llegar a descompensarte o afectar tu salud. Todo es cuestión de ir acostumbrándose poco a poco.

En mi experiencia, ya que nunca desayuno, siempre entreno en ayunas y, alguna vez que intenté desayunar antes hace tiempo, me sentí fatal, mareado, cansado y con náuseas. Pero eso es después de haber hecho ayuno intermitente durante el tiempo suficiente para adaptarte y educar a tu cuerpo para que queme grasa como fuente de combustible.

¿QUÉ SON LAS CETONAS Y QUÉ IMPACTO TIENEN EN NUESTRO CUERPO?

Las cetonas, o cuerpos cetónicos, se producen en el hígado a partir de la grasa que se consume y las reservas propias del cuerpo. Es por eso que, cuando el organismo entra en el proceso de cetosis, el cuerpo utiliza las reservas de grasa para obtener energía, funcionar y cumplir sus procesos naturales.

En general, el hígado produce cetonas de forma regular, principalmente por la noche, cuando nos encontramos en estado de reposo, pero normalmente son sólo cantidades pequeñas.

Cuando los niveles de glucosa e insulina disminuyen, como sucede durante el ayuno intermitente, el hígado aumenta la producción de cetonas para proporcionar energía al cerebro.

El proceso de cetosis, completamente natural, se induce tras reducir drásticamente el consumo de hidratos de carbono, lo cual se traduce en una reducción de grasa corporal y posible pérdida de peso.

Si deseas conocer tus niveles de cetonas para determinar si estás o no en cetosis, puedes recurrir a los siguientes métodos:

Medir cetonas en la orina

Este es uno de los métodos más utilizados. Mediante la colocación de tiras reactivas en una muestra de orina, se puede medir la concentración de cetonas en la sangre.

Tras colocar la tira en la muestra, después de esperar unos quince segundos, se verá cómo cambia de color.

El cálculo que brinda este método es aproximado y no siempre puede ser exacto, ya que la concentración de cetonas en la orina puede variar en comparación a la concentración en sangre. Factores como los niveles de hidratación o el momento del día en el que se haga la medición también pueden afectar a los resultados.

Para asegurar la exactitud en las medición de cetonas se recomienda que se mida por la mañana después de orinar por primera vez y de tomar dos vasos de agua en ayunas.

Medir cetonas en sangre

Para medir las cetonas en sangre se debe contar con un medidor electrónico y un kit que incluye una lanceta y tiras reactivas. Son similares a los utilizados por pacientes diabéticos para medir la glucosa en sangre.

Se podría afirmar que has entrado en cetosis cuando la concentración de cetonas en sangre es menor a 0,5 mMol/L. Un estado de cetosis profundo es cuando se llega a 3 mMol/L.

Prestar atención a los "síntomas de la cetosis"

Comúnmente se habla del "aliento cetogénico", el cual brinda un sabor metálico y afrutado muy característico.

El aliento cetónico no desaparece al lavarse los dientes o enjuagarse la boca, ya que viene de nuestro interior, sino que desaparece a medida que el cuerpo se adapta a los niveles altos de cetonas en sangre y se vuelve más eficiente utilizándolas.

También se menciona como un síntoma de la cetosis un aumento considerable en la sed y la frecuencia de orina.

Esto se debe a que el cuerpo, naturalmente, necesita cuatro moléculas de agua para estabilizar cada molécula de azúcar. Por lo tanto, al desaparecer el consumo del azúcar, el cuerpo elimina el agua que sobra. Este factor explica la súbita bajada de peso y de líquidos retenidos que se experimenta en los primeros días del ayuno y también el aumento de la sed.

De igual manera, a medida que el cuerpo se vuelve más eficaz en la metabolización de mayor cantidad de cetonas, los síntomas disminuyen y es más complicado identificarlos.

Razones por las que puedes no estar en cetosis

Cuando superamos las doce horas de ayuno, dependiendo de cada organismo, podremos estar entrando en el proceso de cetosis, en donde el cuerpo utiliza las reservas de grasa para funcionar.

Ahora bien, podemos haber superado las doce y hasta las dieciséis horas de ayuno y no haber entrado en cetosis, y esto podría deberse a factores como:

Estás incorporando alimentos no recomendados en los momentos de ingesta

Sin ninguna duda, el factor clave para tener éxito con el ayuno intermitente, son los alimentos que incorporamos en las horas de alimentación.

Recuerda que, para evitar los picos de glucosa y sobrecargar a nuestro hígado, **es clave que consumas alimentos bajos en carbohidratos y azúcares.** De no hacerlo, tu cuerpo estará muchas horas generando energía con lo que está almacenado en tu hígado, por lo que no necesitará acudir a la grasa. Además, si la subida de glucosa fue rápida, la caída también lo será, y eso se reflejará en el hambre ansioso que vas a sentir.

Por eso, lo mejor es que te alimentes con un plato altamente nutritivo, que cuente con verduras crudas, proteína de calidad y alimentos ricos en grasas saludables que te aportarán mayor saciedad.

El aumento de proteínas, grasas y vegetales crudos influyen en el proceso normal de producción de la hormona del hambre, ghrelina, y esta, a su vez, estimula la producción de hormona de crecimiento.

No estás bien nutrido

Así que, como evidencia científica, al contrario de lo que se piensa, cuando tenemos el estómago vacío durante un tiempo y el organismo se encuentra en estado de cetosis, suelen aumentar los niveles de energía y de vitalidad.

Aunque durante los primeros días de ayuno se puede notar cambios de humor, algo de ansiedad y algún malestar, rápidamente los síntomas cambian a un estado de concentración y mayor rendimiento. Esto se debe a la eficacia de las cetonas, que son un combustible tan útil para el cerebro que se ha descubierto que podrían contrarrestar la pérdida de memoria y otras afecciones.

Pero si el cansancio o el malestar permanecen, puede que no te estés alimentando correctamente, de forma saludable y variada. Esto ocurre si no estás aportando las vitaminas, minerales, calcio, proteínas y ácidos grasos omega que tu cuerpo necesita para mantenerse activo y vital. Para ello es recomendable estructurar y definir correctamente tu plato. Intenta que esté formado con una **variedad de mínimo tres colores** para saber a ciencia cierta que estás incorporando un aporte variado y saludable de nutrientes a tu cuerpo.

¿Es la cetosis lo mismo que la cetoacidosis?

Debido a la quema de grasas producida durante el estado de cetosis, el cuerpo acumula un componente importante conocido como la molécula Acetil CoA o acetil coenzima A, la cual se transformará más tarde en los conocidos cuerpos cetónicos.

Para que se produzca este estado de cetosis debe haber una ausencia de hidratos de carbono, ya que son estos la fuente de azúcar y energía que el cuerpo utiliza regularmente.

Durante el ayuno intermitente se da una restricción total de hidratos de carbono, consiguiendo así el objetivo de que el cuerpo consuma sus reservas de glucosa hasta acabarlas, para así luego comenzar a usar las reservas de grasa.

Por su parte, la cetoacidosis es un estado de requerimiento médico de manera urgente. Se trata de una complicación potencial de la diabetes tipo 1 debido al exceso de glucemia y cuerpos cetónicos que aumentan a niveles peligrosos.

Esto provoca que la sangre se vuelva ácida, y la sangre acidificada se convierte en tóxica. Las personas en este estado se sienten totalmente enfermas, presentando deshidratación, vómitos, dolores abdominales y una gran debilidad, entre otros síntomas.

Combinar el ayuno intermitente con una dieta pobre en carbohidratos potenciará los efectos beneficiosos de la cetosis, los cuales son:

Mejora el estado mental: esto se debe a que posee un efecto antidepresivo, mejora el comportamiento en niños con autismo, ha ayudado a regular casos de esquizofrenia y puede ayudar a estabilizar el estado de ánimo de personas bipolares.

Puede ayudar a prevenir o combatir diferentes tipos de cáncer: la mayoría de las células cancerígenas utilizan la glucosa como fuente de energía por lo que, al aplicar esta dieta, las cetonas que se producen serán utilizadas por las células sanas y las células cancerígenas morirán de hambre.

Mejora la salud del sistema gastrointestinal: muchas de las enfermedades que se conocen son el resultado de bacterias o parásitos intestinales e infecciones que dependen de la glucosa como fuente de energía.

Aumento de la masa muscular: las cetonas son estructuralmente similares a los aminoácidos, lo que favorece su asimilación. En otras palabras, las cetonas dejan los aminoácidos intactos, lo que favorece que se acumulen más en el cuerpo y se contribuya al aumento de la musculatura.

TODO LO QUE DEBES SABER ANTES DE EMPEZAR A AYUNAR

Los beneficios físicos son el motivo principal por el cual las personas quieren comenzar a ayunar. Al ayunar, podrás perder peso mientras conservas tu masa muscular. También, notarás los beneficios en tu piel, uñas y cabello, ya que **genera una mayor y mejor absorción de nutrientes**.

¿Sabías que, cuando pasas tiempo sin comer, tu cerebro entra en modo de supervivencia?

Al activarse este modo durante el ayuno, tu cerebro puede conseguir una mayor concentración, lo cual te permite tener una mente más clara y te podrás enfocar mejor en tus tareas.

Además, gracias a la autofagia, pasarás por una regeneración celular, lo que beneficiará a tu piel mejorando su aspecto, así como el funcionamiento del resto de tus órganos. La autofagia se convierte en una desintoxicación general para todo tu cuerpo.

Empezar es simple, sólo debes dejar de comer durante un rato y, sin darte cuenta, ya habrás comenzado a ayunar. Igualmente puedes empezar a retrasar el desayuno y adelantar la cena una hora a la semana, así te acostumbrarás a comer menos veces poco a poco y sin molestias. Lo que sí debes tener en cuenta, es que lo último que comas antes de empezar a ayunar puede hacer la diferencia. Por ejemplo, si lo que comiste era alto en fibras, te sentirás saciado por más tiempo. Es por esto que los expertos aconsejan **el consumo de comidas altas en fibra antes de comenzar el ayuno.**

Opción para comenzar a ayunar

Comienza tu primer ayuno poco a poco, hasta que seas capaz de ayunar **desde las ocho de la noche hasta las doce del mediodía del día siguiente o hasta la hora de comer**. De esta manera estarás ayunando dieciséis horas. Fija tu primera comida entre las doce y la una de la tarde y tu segunda comida entre las siete y las ocho de la noche.

Alimentos que pueden ser una opción:

- Aceite de oliva extra virgen o aceite de coco.

- Aguacate, brócoli, espinaca, tomates, ajo.

- Pollo, huevos, crema de sésamo, frutos secos, proteína vegetal de guisante, tofu ecológico o carne vegetal.

- Té e infusiones de hiervas diversas.

- Agua.

¿Cómo romper el ayuno?

Lo importante es <u>no combinar proteínas con carbohidratos o dos carbohidratos juntos, y grasas</u> ya que se digieren mal y nos hacen acumular grasa y toxicidad. También intenta comer despacio masticando los suficiente y tomar <u>una porción de comida adecuada</u>.

Es importante saber que, cuanto más corto sea el ayuno, menores serán los beneficios. Sea como sea, empieza a tu ritmo y ve avanzando progresivamente hasta tus objetivos.

Dieta cetogénica para mantener el estado de cetosis después del ayuno

Al principio, la dieta keto o cetogénica se aplicaba como parte de una terapia para sanar algunas afecciones, principalmente neurológicas, entre ellas la epilepsia o enfermedades neurodegenerativas.

Esta dieta, data de hace más de cien años y fue el Doctor Rossell Wilder quien le puso nombre. Consiste en **cambiar la fuente de energía de la que se alimenta nuestro cuerpo**.

En vez de usar como combustible los hidratos de carbono que comemos, usamos las grasas que tenemos acumuladas en el cuerpo. Al reducir los carbohidratos en nuestra dieta, el organismo comienza a quemar las grasas para obtener energía.

A su vez, la grasa, a diferencia de los carbohidratos, no solo representa una excelente fuente de energía, sino que también **es un alimento para nuestras células.**

Esa grasa que tanto odiamos, la misma que se encuentra localizada en nuestras adiposidades, es la que se convertirá en el combustible de nuestro cuerpo y nuestras células y la que iremos perdiendo rápidamente durante la dieta cetogénica o keto.

Cuando ya hay una cierta carga de cuerpos cetogénicos en sangre, el organismo entra en lo que llamamos cetosis. Esto puede tardar algunos días desde el inicio de la dieta. Es por eso que, cuando empezamos la dieta keto, podemos sentirnos algo cansados o bajos de energía, lo cual significa que el cuerpo aún no ha empezado a alimentarse de las grasas.

Si, además de querer practicar ayuno intermitente, quiere incorporar la dieta keto a tu vida, debes saber que, durante la dieta keto o cetogénica, **se eliminan por completo los cereales y derivados,** independientemente de que lleven o no gluten. Por lo tanto, debes descartar aquellos alimentos tales como garbanzos, lentejas, frijoles, arroz, maíz en todas sus formas, trigo en todas sus formas, verduras almidonadas como las batatas, papas, mandiocas, remolachas y zanahorias y las frutas excepto los frutos rojos, aguacate, coco y arándanos.

En la dieta cetogénica, las grasas protagonizan tu dieta, por lo que vas a sentirte saciado. Además, si no eres vegetariano o vegano, podrás incluir alimentos de origen animal como carne, huevos, pescados grasos y mariscos e idealmente orgánicos, aunque siempre será más saludable consumir proteínas vegetales, ya que no tendrán las hormonas, antibióticos y cortisol que tiene la carne. Además, hoy en día, hay todo tipo de carne, hamburguesas, carne picada y salchichas de origen vegetal, así que puedes comer saludable sin tener que renunciar al sabor.

También podrás utilizar aceite de oliva extra virgen, aceite de coco, pasta de maní, frutos secos, verduras de hoja verde, kale, aguacates, frutos rojos y arándanos, semillas de sésamo, chía, lino, entre otros.

Una de las ventajas de la dieta keto es que excluye todo alimento ultra procesado, como los aceites refinados, la comida rápida y aquellas grasas poco saludables.

Tipos de ayuno intermitente

El ayuno intermitente, como ocurre con otras dietas y regímenes alimenticios, varía dependiendo de cada persona y de sus hábitos alimenticios. Sin embargo, hay algunos métodos que son los más populares y practicados, con mejores resultados para bajar de peso y estar más saludables y activos. Recuerda que, dentro del tiempo de ayuno, se incluyen las horas de sueño.

Ayuno intermitente 5:2

Se trata de una variante popular del ayuno intermitente que consiste en mantener una dieta muy hipocalórica (menos de quinientas calorías) durante dos días a la semana (no consecutivos) y comer con normalidad los cinco días restantes.

Ayuno intermitente 12/12

Este tipo de ayuno consiste en dejar pasar doce horas entre la última comida y la siguiente.

Según un estudio del Colegio Médico de Harvard, la mejor manera de llevar un ayuno intermitente es adaptándolo a nuestro ritmo cardíaco. Es decir, a los cambios cíclicos de nuestro organismo que están adaptados tanto a las horas de luz (más activo) y de sueño (más pasivo).

Es por este motivo que el mejor horario para comer durante el ayuno es durante la media mañana y el medio día.

Puedes comer de diez de la mañana a diez de la noche y ayunar unas horas antes de irte a la cama, mientras duermes y durante las primeras horas de la mañana.

Ayuno intermitente 16:8

Este es uno de los métodos más comunes para quienes desean empezar a hacer ayuno intermitente. Como ya se explicó anteriormente, consiste en ayunar cada día durante dieciséis horas, pudiendo comer durante las siguientes ocho. Se trata de una de las formas para adelgazar más sencillas. Por ejemplo, si haces la primera comida a las doce del mediodía, tienes hasta las ocho de la noche para volver a comer. Lo ideal es hacer solo dos comidas durante el intervalo de 8 horas de ingesta.

Ayuno intermitente 20:4

Aquí puedes comer durante 4 horas (por ejemplo, de una a cinco de la tarde) todos los días y ayunar durante las veinte horas siguientes.

Este método de ayuno intermitente que conlleva un mayor tiempo sin ingerir alimentos puede ser más desafiante.

También conocida como "la dieta del guerrero", mediante este sistema obtendrás todos los beneficios del ayuno, a pesar de ser una de las más complicadas para mantener a lo largo del tiempo.

HAMBRE EMOCIONAL

¿Te ha pasado alguna vez querer comer algo de manera impulsiva y no poder controlarte? Muchas veces comemos porque nos sentimos tristes, aburridos o porque cargamos con mucho estrés y ansiedad.

Si sientes que comes por impulsos emocionales **debes intentar identificar cuándo intentas saciar tu hambre real o tu hambre emocional**.

El hambre emocional te puede llegar a impactar de manera negativa, ya que suele llevarte a comer alimentos poco nutritivos, afectando tu salud a largo plazo, ya que sucede frecuentemente que los alimentos elegidos para calmar esos conflictos emocionales son los más calóricos y de escaso valor nutricional

Este tipo de hambre surge como un mecanismo de escape a distintos tipos de emociones como ansiedad, aburrimiento, estrés, tristeza, preocupaciones...

Al querer saciar el hambre y mitigar los sentimientos negativos que nos invaden, comemos sin necesidad y de manera impulsiva. Con el tiempo, esto puede traducirse en hábitos poco saludables, estreñimiento o gastritis, imposibilidad de perder peso y desarrollar sobrepeso u obesidad.

Puedes identificar el hambre emocional si comes para sentir un alivio inmediato y no para recibir nutrientes. A todos nos ha pasado en algún momento de nuestra vida, sobre todo al volver del trabajo a casa, cargados de estrés y queriendo comer lo más rápido posible. Otra característica del hambre emocional es la pérdida de control, no podemos dejar de comer hasta estar llenos.

Para que estés alerta, los principales síntomas del hambre emocional son:

1. Comer sólo para aliviar el estrés o sentimientos negativos.

2. Ingerir comida como una celebración o recompensa.

3. Dificultad para poder controlar el impulso de comer.

4. Ante situaciones de estrés, sentir hambre repentina.

5. Desear comer alimentos específicos, generalmente poco saludables y comerlos en exceso.

6. Ingerir los alimentos de manera más rápida que lo habitual.

7. Sentir culpa o arrepentimiento después de haber comido.

Diferencia entre hambre real y hambre emocional

Si estás sintiendo hambre y quieres diferenciar si es hambre real o hambre emocional, presta atención a las diferencias para poder identificar cuál es.

Hambre real

- Es una sensación localizada en el estómago.

- Se presenta de manera progresiva, apareciendo poco a poco.

- Como es paciente, puede esperar un rato para ser satisfecho.

- Puedes optar por cualquier comida, no necesita un alimento en especial.

- Cuando terminas tu comida, te sientes bien.

Hambre emocional

- Se trata de una sensación difusa y de ansiedad.

- Aparece de manera repentina y responde a detonantes.

- A diferencia del hambre real, es urgente, quiere ser satisfecho de inmediato.

- Al requerir atención de inmediato, el hambre emocional tiene antojos por alimentos altos en carbohidratos y grasa. A su vez, comes hasta quedar muy lleno sin poder parar de comer.

- Cuando terminas de comer, sientes culpa, ya que no te encuentras bien y sabes que comiste alimentos poco saludables para tu cuerpo.

Cuando logras identificar qué tipo de hambre estás teniendo, tienes más posibilidades de alimentarte de la mejor manera para cuidar tu cuerpo y tu salud.

Hacerle frente al hambre emocional no es una tarea sencilla, pero tampoco es algo imposible de realizar. Estas son algunas recomendaciones:

- Trata de identificar las causas del hambre emocional para que puedas optar por el tratamiento adecuado.

- Recuerda que la comida chatarra te dará una sensación de placer por un período muy corto de tiempo y no te aportará nada positivo.

- Planifica tus comidas para evitar sentir picos de hambre o elegir alimentos poco saludables.

- También, es recomendable llevar los alimentos a la mesa servidos en platos pequeños, para controlar las porciones que vayas a ingerir.

- Intenta incorporar alimentos saludables con un alto perfil nutricional a tu dieta. Por ejemplo, opta por comprar fruta fresca, verduras, panes integrales y proteínas vegetales.

- Realiza una actividad que te guste, como leer, salir a caminar, escuchar música o charlar con un ser querido y de confianza.

- Bebe una infusión, té o agua en cuanto sientas hambre ¡A veces no tenemos hambre, sino sed!

- En tu próxima visita al mercado, compra alternativas más saludables de los alimentos que te gusten.

Por otro lado, un psicólogo o terapeuta puede brindarte apoyo si te está resultando muy difícil avanzar, especialmente porque podrá ayudarte a encontrar una relación más saludable con la comida. A su vez, también puedes optar por una consulta con un nutricionista o coach nutricional y recibir planes de alimentación más saludables especialmente creados para ti.

¿Qué es el estrés y cómo afecta a la salud?

Imagina que caminas tranquilamente por la calle en un día soleado. Sacas tu teléfono del bolsillo para revisar un mensaje que has recibido. En ese momento, un ladrón armado aparece frente a ti y se lleva tu móvil. En ese instante, tu ritmo cardíaco y la circulación sanguínea se aceleran, tus pupilas se dilatan y tus músculos se tensan, preparando así tu cuerpo para actuar frente a la amenaza externa.

Este conjunto de reacciones fisiológicas se conoce como estrés. Y aunque parezca mentira, el estrés es necesario e inevitable en la biología de todas las especies animales. Nos permite reaccionar ante las presiones externas.

El problema surge cuando los estímulos que provocan esta reacción de estrés del organismo son constantes y las cargas que afrontamos día a día son superiores a nuestra capacidad de resistencia. En estos casos hablamos de estrés crónico.

El estrés, en su justa medida, es indispensable para la supervivencia de los seres humanos, pero cuando estamos permanentemente en alerta y nos sentimos bajo amenaza todo el tiempo, el estrés comienza a perjudicar nuestra salud. Y en este sentido juega un papel muy importante la percepción, es decir, nuestra interpretación de la realidad.

Según Richard Lazarus, un importante psicólogo norteamericano, nuestros cerebros poseen los llamados "mecanismos evaluativos", fundamentales a la hora de considerar las amenazas. Cuando estos mecanismos funcionan mal, nuestro cerebro percibe peligros exagerados o irreales y genera en nuestro organismo la respuesta continua de estrés.

Los síntomas propios del estrés crónico pueden provenir tanto de aspectos físicos, como mentales, cognitivos y sociales. Estos son algunos de los síntomas que puede generar el estrés:

- Dolor de cabeza.

- Insomnio.

- Miedo.

- Acidez estomacal.

- Alteración en la concentración o déficit de atención.

- Depresión.

- Aislamiento social.

- Problemas de memoria.

- Taquicardia.

- Dolor muscular.

Todos estos síntomas son señales que nuestro cuerpo nos envía para hacernos saber que algo anda mal y que debemos solucionarlo. Un síntoma, si no se corrige, puede derivar en una enfermedad.

El estrés se puede combatir de muchas maneras, como por ejemplo con:

- Meditación.

- Dormir bien (sueño profundo y continuo durante siete u ocho horas).

- Buena alimentación.

- Actividad física.

- Hobbies o actividades de ocio.

Pero lo más importante, es conocerse a uno mismo y saber hasta dónde podemos exigirnos con nuestras actividades cotidianas, ya sea en el trabajo, el hogar, el colegio o la universidad. Y no olvides que nuestra forma de percibir la realidad y la interpretación que le damos a las cosas que nos pasan son determinantes para nuestro bienestar. Lo importante no es el problema, sino tu actitud frente al problema. Lo que viene de fuera hacia ti no puedes controlarlo casi nunca, en cambio, sí puedes controlar cómo reaccionas a ese suceso. Además, problemas habrá siempre, así que es mejor aprender a bailar bajo la lluvia que esperar inmovilizados a que pase la tormenta ¿no crees?

¿Qué es la ansiedad?

La ansiedad es una sensación de inquietud, preocupación y miedo. Todos experimentamos ansiedad. En su justa medida, es de gran utilidad para nuestra supervivencia. La ansiedad, como respuesta al estrés ante una situación específica, es vital para superar un desafío o una amenaza.

Pero lo que en principio es una simple respuesta biológica, puede convertirse en una patología. Lo que nos ayuda a enfrentar una situación estresante puede ser también lo que nos impida avanzar en nuestro día a día. Esta condición es comúnmente denominada trastorno de ansiedad.

Trastorno de ansiedad

Los trastornos de ansiedad se producen cuando la ansiedad aparece sin motivo alguno, precisamente cuando la respuesta del organismo es desproporcionada al peligro real que supone la situación que se esté enfrentando.

Un cierto nivel de ansiedad es completamente normal. Los niveles altos de ansiedad, en cambio, trastocan nuestras conductas y generan cambios en nuestro estado anímico.

Son muchas las razones por las cuáles una persona puede sufrir ansiedad patológica. Hay algunos factores que actúan como detonante a partir de un hecho muy estresante, como, por ejemplo:

- Una mudanza.

- Tener un hijo.

- Fallecimiento de un ser querido.

- La pérdida del empleo.

- Un divorcio o separación.

- Una enfermedad.

- Una infancia traumática.

- Antecedentes familiares.

- Un episodio traumático.

- Cansancio.

La ansiedad activa los circuitos mentales de alerta de nuestro organismo para prepararlo frente a una posible amenaza. Pero, cuando el peligro es irreal y aun así nos angustiamos, condicionamos al cuerpo a un estado de estrés constante. En este punto, experimentamos un desgaste físico y emocional que perjudica el desarrollo normal de nuestra vida.

Existen numerosos síntomas físicos, mentales y emocionales que nos avisan de que estamos pasando por procesos de ansiedad constante. Algunos de los más frecuentes son:

- Taquicardia, hiperventilación y temblores.

- Insomnio.

- Malestar emocional, te vuelves irascible e irritable al enfrentar situaciones cotidianas.

- Dificultad para concentrarse y tomar decisiones.

- Dolores de cabeza y mareos.

- Pánico constante y sensación de peligro.

- Alteración del apetito, comer demasiado o no comer.

Si los síntomas se prolongan en el tiempo, pueden derivar en algún tipo de enfermedad. Además, en este estado somos más susceptibles a padecer una enfermedad cardíaca, diabetes, problemas intestinales, insomnio o incluso desarrollar una enfermedad mental.

Hacer un autoanálisis interno puede ser muy útil para manejar y comprender el origen de la ansiedad. Entender las causas del trastorno que estamos padeciendo y tratar de vivir más en el presente y menos en el futuro puede ayudarnos a superarlo. Es de gran ayuda practicar algún deporte, estudiar algo que nos apasione o realizar cualquier actividad que disfrutemos y nos permita desconectar y liberar la mente de preocupaciones.

LA ALIMENTACIÓN DESPUÉS DEL AYUNO

Conocer y comprender cómo funciona nuestro cuerpo y nuestra mente es clave para llevar una vida plena y, por lo tanto, saludable. A su vez, entender y estar orgullosos del por qué elegimos ciertos hábitos denominados "saludables" y las causas que los hacen positivos y beneficiosos, harán que los elijamos de nuevo día tras día y aumente nuestra autoestima y amor propio.

Liberarnos del estrés, la ansiedad, la culpa y todas aquellas emociones negativas que comienzan desde el momento en que despertamos y nos miramos al espejo, es un proceso profundo, largo y que muchas veces puede molestarnos o dolernos, pero que a la larga nos hará sentir que hemos crecido, mejorado y que estamos satisfechos con nuestra vida.

Llegamos hasta esta sección del libro sabiendo qué sucede en nuestro cuerpo cuando hacemos ayuno y con herramientas para comenzar a practicar este nuevo hábito. Ahora bien, cuando hablamos de alimentarnos, si bien sabemos que debemos comer "sano", es importante que conozcamos más sobre **cómo está establecida la alimentación humana**. De esta manera, comprenderemos ciertos procesos que nos acompañarán durante toda nuestra vida y que muchas veces desconocemos.

Por eso, comenzaremos hablando sobre los grupos en los que están separados los alimentos que consumimos y cuáles son sus aportes a nuestra salud integral. Comenzamos con los **macronutrientes**:

¿Qué son los carbohidratos?

Los carbohidratos, o también denominados hidratos de carbono, glúcidos o sacáridos, son moléculas formadas por compuestos orgánicos como el carbono, el hidrógeno y el oxígeno.

Su principal función en nuestra digestión es proporcionar energía rápidamente al organismo. Cuando la energía que estos alimentos generan en nuestro cuerpo no se gasta, se almacena en forma de grasa.

¿Dónde se encuentran los carbohidratos?

Los carbohidratos están presentes en casi todos los **alimentos y bebidas procesadas y ultra procesadas** que conoces. A su vez, la mayoría de los carbohidratos se hacen presentes naturalmente en **alimentos de origen vegetal, en las legumbres y en los granos**.

En el mundo de los alimentos, existen carbohidratos de baja calidad nutricional que son los más dañinos, porque significan solamente un aporte calórico vacío (sin vitaminas, minerales, proteínas, omegas o fibras). Y hay una gran cantidad de esos hidratos de carbono que no son nada saludables, como el azúcar blanco presente en dulces, bollería, embutidos, refrescos carbonatados y alimentos procesados. Tampoco son recomendables los carbohidratos provenientes del arroz blanco o las harinas blancas.

Por su parte, los fabricantes de alimentos incorporan carbohidratos a los productos procesados y ultra procesados en forma de almidón o azúcar agregado. Esto lo hacen para aumentar el rendimiento de sus materias primas, para que generen mayor sensación de saciedad a pesar de ser carentes de nutrientes y para que sean más adictivos y sabrosos. Por ese motivo, para llevar una vida saludable, es fundamental que intentes eliminarlos de tu dieta ya que, a largo plazo, no te harán ningún bien.

Por otro lado, los alimentos naturales ricos en carbohidratos, como las harinas integrales, los granos enteros, los cereales y las legumbres, por ejemplo, son opciones saludables, que aportan calorías (que se transformarán en energía), fibra (que te hará sentir saciado y colaborará al buen funcionamiento de tus intestinos), vitaminas, minerales y proteínas.

Pero recuerda de nuevo que, igual que los anteriores, cuando consumes estos alimentos en grandes cantidades, o no realizas la suficiente actividad física, tu organismo utiliza una parte de ellos para producir energía y, lo que no usa, lo almacena en forma de grasa.

Cuando comes carbohidratos, aumenta tu insulina y disminuye una hormona muy importante para tu organismo llamada globulina, que es la encargada de transportar hormonas sexuales (producidas en ovarios y testículos, como progesterona, estrógeno y testosterona).

La globulina también es responsable de unir la testosterona y el estrógeno, pero cuando se encuentra a niveles bajos, permite que un alto nivel de estrógeno permanezca en el torrente sanguíneo.

Altos niveles de estrógeno son contraproducentes, ya que te harán sentir más cansado y favorecerá la retención de líquidos y el aumento de grasa corporal. Ese es otro de los grandes motivos por el que debes reducir el consumo de carbohidratos en tu dieta.

¿Cuáles son los tipos de carbohidratos?

Según el tiempo que necesita el cuerpo para digerir cierto carbohidrato, podemos reconocer dos tipos:

Carbohidratos simples

Los carbohidratos simples se caracterizan por ser más fáciles de digerir por el sistema digestivo humano. Son uno de los nutrientes más esenciales y compatibles con nuestro organismo. En esta lista se encuentran las frutas y las verduras (que contienen su azúcar natural llamada **fructosa**).

Estos alimentos, además de aportar energía, te darán la fibra necesaria para que tu organismo los procese y una larga lista de vitaminas, minerales, principios activos y proteínas necesarias para el buen funcionamiento de tu cuerpo.

Además, en este grupo se encuentran los alimentos procesados, refinados y ultra procesados, como pasta, pan blanco y cualquier tipo de bollería, azúcar refinado, azúcar moreno, melaza y sirope de maple, entre otros. Es recomendable evitar estos alimentos, ya que **aportan calorías vacías** y son muy difíciles de digerir por tu organismo, por lo que es más probable que se conviertan en grasa localizada y toxinas y acidifiquen e inflamen todo tu cuerpo.

Carbohidratos complejos

Por otra parte, a los carbohidratos complejos les toma más tiempo ser descompuestos por tu cuerpo. Esto significa que **con ellos te sentirás más saciado durante más tiempo**. A estos últimos puedes encontrarlos en verduras, hortalizas y tubérculos, granos enteros, legumbres...

Tipos de carbohidratos según su contenido

Si bien los carbohidratos se dividen en simples y complejos según cómo son digeridos por nuestro organismo, también pueden diferenciarse según su contenido y procedencia. Por lo que existen dos tipos principales:

Azúcar

El azúcar se encuentra naturalmente en algunos alimentos, como frutas, verduras y hortalizas. Los tipos de azúcar varían según el alimento, pudiendo ser fructosa en las frutas o sacarosa en el azúcar de mesa.

Almidón

El almidón es un carbohidrato complejo, lo que significa que está hecho de muchas unidades de azúcar unidas, a diferencia del carbohidrato simple. Se encuentra naturalmente en diferentes verduras, granos y legumbres. Es difícil de digerir, así que consumirlo a menudo favorece que acumulemos toxinas en nuestro interior, moco intestinal e inflamación.

A la hora de elegir los carbohidratos para tu consumo, recuerda siempre que la mejor opción será **elegir aquellos alimentos que contengan fibra**. Como semillas, frutos secos, granos enteros, cereales integrales, legumbres, frutas y verduras. Además de darte energía, te harán sentir saciado por más tiempo y te aportarán, fibra, grandes cantidades de vitaminas, minerales y proteínas esenciales para el buen funcionamiento de tu organismo. Recuerda que la fibra, a diferencia de los carbohidratos, no se digiere y su índice glucémico es cero.

Para que te familiarices un poco más con los carbohidratos, debes saber que, al hablar de carbohidratos, **hablamos de azúcares**. Todos los carbohidratos se descomponen en azúcar simple, el cual es absorbido por el torrente sanguíneo.

El consumo habitual y excesivo de carbohidratos, puede generar resistencia a la insulina o síndrome metabólico, obesidad y otro tipo de enfermedades.

Pero no se trata de eliminar totalmente los carbohidratos de tu dieta, ya que de ese modo estarías renunciando a muchos de los alimentos que consumimos a diario y que nos aportan beneficios para nuestro organismo. Sino que debes elegir correctamente cuáles consumir y en qué cantidades.

Ahora que ya que hemos hablado de los carbohidratos, que se descomponen en azúcares que transporta nuestra sangre para convertirla en energía, ahora profundizaremos en los tipos de azúcar.

¿Cuáles son los tipos de azúcar?

Los azúcares, son un tipo de carbohidrato al igual que los almidones y pueden encontrarse en muy diversos productos, hasta en algunos que ni te imaginas. Suelen estar naturalmente en algunos alimentos y agregados en otros. Ahora profundizaremos mejor en este tema.

Azúcares naturales

Los azúcares naturales o intrínsecos son aquellos que, como su nombre indica, **se encuentran de manera natural en los alimentos no procesados.**

Estos tipos de azúcares pueden ser por ejemplo la fructosa (los azúcares de la fruta) pero a su vez, también los encontramos en las verduras y en algunos cereales de grano.

Los mismos constituyen una de las principales fuentes de energía para nuestro cuerpo, por lo tanto, son útiles en nuestro día a día, salvo que estemos llevando una dieta restrictiva en carbohidratos, como la dieta keto.

Azúcares añadidos

Estos azúcares son los que se agregan a ciertos alimentos y bebidas procesadas en el momento de fabricarse, ya sea para generar mayor volumen (y que den más beneficio) o para otorgar mejor sabor (para que sean más consumidos).

En algunos casos, esos azúcares que se añaden son naturales, como la fructosa, pero mucho más frecuentemente, se agregan otros endulzantes como el azúcar blanco o moreno, melaza, miel, jarabe de maíz, etcétera. O peor aún, edulcorantes altamente dañinos, sobre todo en bebidas light, dietéticas o cero. Desconfía de productos que tienen en grande letreros de este tipo: "sin azúcares añadidos", "bajo en grasa", "digestivo", "para tu flora intestinal", porque suelen ser los productos que tiene mayor cantidad de aditivos artificiales dañinos ocultos. Echa un vistazo siempre a la lista de ingredientes. Si ves nombres raros y que apenas se pueden pronunciar, o ves también la letra "E" con números detrás, te recomiendo, de todo corazón, que evites consumirlos.

Incluir demasiado azúcar en tu dieta puede causar deficiencias nutricionales graves, aumento de peso u obesidad, ansiedad, estrés o depresión, insomnio y un aumento del riesgo de padecer diabetes, accidentes cerebrovasculares o cardiovasculares o cáncer, entre otros.

El motivo principal, es que este tipo de productos ricos en azúcares añadidos, aportan un alto número de calorías sin valor nutricional, que terminan por acumularse y convertirse en grasa o adiposidad en diferentes zonas de nuestro cuerpo. Además, acidifican nuestro organismo y lo convierten en el entorno perfecto para que todo tipo de enfermedades se desarrollen.

Por otro lado, el aparato digestivo se termina dañando por el alto consumo de azúcar. Eso se refleja en todo tipo de problemas intestinales como indigestión, acidez o reflujo, gastritis, diarrea, estreñimiento, etc. Y nuestros dientes también sufren, ya que pueden deteriorarse poco a poco, acumulando caries o generando gingivitis.

El azúcar añadido se encuentra en enormes cantidades en la mayoría de los "alimentos" ultra procesados que consumimos cotidianamente, e incluso, está presente hasta en aquellos productos de sabor salado.

Tanto en los panificados, como los snacks dulces y salados, salsas preparadas, aderezos, postres, helados, mermeladas, bebidas dulces y gaseosas, galletas dulces y saladas, como alimentos precocidos como los embutidos y enlatados, comida preparada envasada... contienen azúcar, ya que le agrega textura, suavidad, volumen y favorece que los consumas mucho más de lo normal.

¿Cómo elegir la mejor alimentación?

Lo más importante es que siempre optes por aquellos alimentos menos procesados, a poder ser 100% naturales o ecológicos, o que en la etiqueta no aparezcan más de cinco ingredientes.

Para ello, incluye en tu dieta diaria los siguientes productos:

- Frutas: como frutos rojos, frambuesas, cerezas, moras, arándanos, manzanas, sandía, melón, albaricoques, melocotón, kiwis, limón, aguacate...

- Verduras: como espinaca, kale, puerro, ajo, brócoli, lechuga, rúcula, zanahoria, cebolla, pepino, calabacín...

- Semillas: como las semillas de chía, sésamo, cáñamo, girasol, lino, amaranto. Comiéndolas directamente no absorberás correctamente todos sus nutrientes, pero si solo las remojas no estarás obteniendo apenas más que su fibra. Si las mueles estarás recibiendo sus nutrientes internos, ya que nuestro cuerpo no es capaz de digerirlas y, al ser pequeñas, no se rompen masticándolas. Lo ideal es molerlas y remojarlas durante 15 minutos en agua o bebida vegetal y después consumirlas.

- Legumbres: los garbanzos, lentejas, judías verdes y guisantes son excelentes opciones para sumar energía a nuestro día.

- Cereales enteros: evita las harinas blancas refinadas y opta por las integrales de centeno y espelta, aunque las opciones más saludables son el trigo sarraceno, el mijo y el amaranto. Con ellas podrás hacer tus propios panes saludables. Tienes una receta 100% natural y saludable en mi canal de Youtube.

- Aceites vegetales extra-vírgenes: como el aceite de oliva, de coco, de lino, sésamo o aguacate. Siempre es importante corroborar su calidad, que vengan envasados en vidrio y que en la etiqueta figure el término "extra virgen".

- Frutos secos: como castañas, nueces, almendras, pistachos, anacardos, semillas de calabaza, avellanas...

- Huevos.

Cómo identificar el azúcar en los empaquetados

Existen muchísimos términos que indican la presencia de azúcar añadido en un producto procesado. Para evitarlo, comprueba que no contenga alguno de los siguientes ingredientes:

- Agave.

- Almíbar.

- Caramelo.

- Dextrosa.

- Fructosa.

- Jarabe o sirope de arce.

- Jarabe de maíz de alta fructosa.

- Jarabe de fructosa.

- Glucosa.

- Maltodextrina.

- Maltosa.

- Melaza.

- Miel.

- Panela.

- Sacarosa, sucrosa o sucralosa.

¿Cuáles son los tipos de grasas?

Las grasas son otro de los macronutrientes con los que se alimenta nuestro cuerpo, junto con los carbohidratos y las proteínas.

Muchos creen que las grasas son malas y nocivas para la salud, pero esto no es en absoluto cierto. Hay ciertos tipos de grasas que son esenciales para nuestro cuerpo, y al igual que sucede con los carbohidratos y los azúcares, ciertos alimentos procesados y ultra procesados cargados con grasas saturadas o hidrogenadas son los responsables de la mala fama de las grasas.

Pero si hacemos una correcta selección de alimentos y aprendemos cómo consumirlos de manera adecuada, podremos aprovechar el efecto positivo de las grasas, ya que son una fuente de alimentación muy rica en múltiples nutrientes que aportaran grandes beneficios a nuestro organismo, y muy necesarias para el correcto funcionamiento de nuestro cerebro y corazón.

Entre los tipos de grasas, las grasas hidrogenadas representan una gran amenaza para nuestro corazón. Esto ocurre porque estas grasas incrementan la producción de colesterol LDL en el cuerpo, además de que provocan la formación de coágulos en los vasos sanguíneos.

En consecuencia, también incrementan los riesgos de que puedas sufrir una cardiopatía coronaria, entre otras muchas patologías cardiacas. De forma que es recomendable controlar cuidadosamente el consumo de estas grasas.

Las **grasas hidrogenadas** son un producto que no existe de forma natural, sino que se crea por medio de un proceso químico. Este proceso de hidrogenación convierte a los aceites naturales en lo que se denomina grasas trans, Y, pese a no ser nada saludable, es un ingrediente muy común en múltiples productos industrializados o procesados.

Las grasas hidrogenadas son también conocidas como grasas trans ya que, justamente, existe una transformación entre su origen y el producto final. Para generar este tipo de grasas, se toman grasas que naturalmente son líquidas, como la mayoría de los aceites vegetales, y se les hace comportarse como aceites animales, adquiriendo texturas similares a la del aceite de coco o de palma (sólidos).

Este proceso donde las grasas vegetales se vuelven sólidas es posible a través de la hidrogenación, proceso en el cual se transforman en grasas saturadas.

Entre las principales ventajas que ofrece este producto a la industria alimenticia es que logran darles una textura mucho más contundente a los diferentes productos.

Por otro lado, hay un tipo de grasa a la que no hay que renunciar, pero sí consumir con moderación, este tipo de grasa es la **grasa saturada**. Estas son grasas que se encuentran en estado sólido a temperatura ambiente y generalmente provienen de origen animal. Los ejemplos más comunes son la grasa de cerdo, vaca, piel de pollo, manteca y algunos aceites tropicales como el de palma y de coco.

Entre las tres primeras grasas que es mejor evitar o consumir con mucha moderación, también están las **grasas poliinsaturadas** que tienden a aumentar los triglicéridos. Las grasas poliinsaturadas están presentes en los aceites vegetales que permanecen líquidos a temperatura ambiente. Un ejemplo de estas son los aceites de cártamo, aceite de maíz, aceite de soja y de girasol. La lista también incluye margarinas, mayonesa y aderezos para ensaladas.

Por su parte, las grasas **monoinsaturadas**, que también incluye múltiples aceites que permanecen líquidos a temperatura ambiente como el aceite de oliva, de maní, de canola, los frutos secos, algunas semillas y los aguacates, es un tipo de grasa que aporta importantes beneficios a nuestro organismo, ya que, entre otras cosas, los ácidos grasos monoinsaturados pueden reducir los niveles de colesterol.

Por medio de la grasa monoinsaturada nuestro cuerpo accede a la vitamina E, que juega un papel muy importante a la hora de cuidar nuestro sistema nervioso e inmunológico. A su vez, posee ácidos grasos esenciales (Omega 3, Omega 6 y Omega 9) que son de gran importancia, sobre todo el ácido graso Omega 3 y el Omega 6, ya que el cuerpo no los puede fabricar por su cuenta.

La importancia del consumo de proteínas

El consumo de proteínas es fundamental para la salud y el bienestar de nuestro cuerpo. Esto se debe a que ellas ayudan a transportar determinados gases a través de la sangre, como el oxígeno y el dióxido de carbono. Además, son esenciales para el crecimiento y mantenimiento de diversos tejidos.

Por lo tanto, las proteínas son los pilares fundamentales de la vida. Cada célula del cuerpo humano las contiene, ya que ayuda al cuerpo a reparar y producir células.

Alimentos más saludables y ricos en proteínas

Almendras y otros frutos secos

Las almendras también son un alimento rico en proteínas, que además incluye numerosos nutrientes como fibra, vitamina E, calcio, fósforo y magnesio. También son muy saludables los pistachos, nueces, anacardos, semillas de calabaza y de girasol.

Crema de sésamo o tahín

Su contenido en calcio es más de tres veces superior al de los lácteos, además, se asimila mucho mejor y no contiene hormonas ni antibióticos y es altamente rico en proteínas, fibra, vitaminas, minerales y grasas saludables.

Trigo sarraceno

Es, sin duda, el pseudocereal o grano más saludable que existe. Tiene un alto contenido en proteínas, fibra, vitaminas y minerales, además de que contiene todos los aminoácidos esenciales para nuestro cuerpo y no contiene gluten.

Semillas

Las semillas de Chía, de lino, sésamo, cacao, cáñamo y otras, nos aportan saludables cantidades de fibra, proteínas, minerales y ácidos grasos Omegas muy beneficiosos.

Quinoa

La quinoa es un cereal que contiene proteína de alto valor biológico y, además, es una fuente completa de aminoácidos. Es ideal para ensaladas.

Soja ecológica

Esta fuente de proteínas vegetal contiene además la mayoría de los aminoácidos que nuestro cuerpo necesita. Además, se presenta en tantas opciones que podrás incluirla en todas tus comidas. Recuerda consumirla ecológica para asegurarte al 100% de que no es transgénica y no pueda afectar negativamente a tu salud.

Lentejas y otras legumbres

Esta nutritiva legumbre, además de hierro, cobre, magnesio y otros nutrientes, también es rica en proteína. También son muy saludables los garbanzos, frijoles y judías.

Yogurt vegetal

Hay todo tipo de opciones vegetales de yogur que te aportarán calcio de mejor asimilación, azúcares naturales y grasas.

Huevos

Los huevos son ricos en vitaminas, minerales y antioxidantes, y, a su vez, contienen todos los aminoácidos esenciales, por lo tanto, proteínas con alto valor biológico. Siempre será mejor consumirlos de gallinas libres y/o ecológicos.

Alimentos ricos en nutrientes	Macronutrientes	Productos que aportan calorías vacías
Monoinsaturadas: aceite de oliva y de coco, aguacate, frutos secos, semillas.	Grasas	Hidrogenadas (trans): suelen estar presentes en bollería.
		Saturadas: se encuentran en los productos de origen animal.
Granos, cereales y legumbres.	Carbohidratos	Alimentos industrializados, procesados y ultra procesados.
Frutas y verduras almidonadas.		Bebidas azucaradas y productos lácteos.
Veganas: almendras, quinoa, avena, lentejas, espinacas.	Proteínas	Embutidos y conservas: latas de atún, chorizos, salchichas.
Vegetarianas: huevos, yogurt griego.		Lácteos.

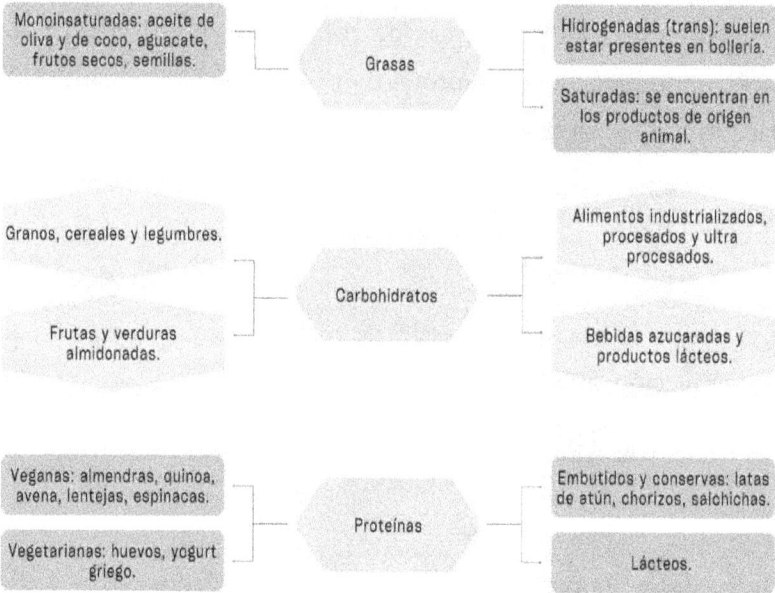

¿QUÉ COMER PARA LOGRAR TUS OBJETIVOS?

Aumentar la masa muscular

Para aumentar la masa muscular, es importante ingerir más calorías de las que se gastan. También hay que aumentar la cantidad de proteínas, hacer una disminución del consumo de azúcar refinado e incrementar el consumo de frutas, vegetales frescos y cereales integrales. Este cambio de dieta va acompañado de un buen entrenamiento con ejercitación anaeróbica, para favorecer la hipertrofia de los músculos.

Ingerir una mayor cantidad de calorías que las que se gastan habitualmente, es la primera medida. La segunda, es ser constante en los entrenamientos. En este proceso, es fundamental estructurarse las comidas. Por esta razón, dicen que tal vez no sea buena idea practicar ayuno mientras dura este objetivo. Se suele aconsejar cinco comidas al día, donde las más abundantes son las anteriores y las posteriores al entrenamiento. Pero claro, también hay otras opciones menos estudiadas y en las que saturarás menos tu cuerpo de comida, practicando ayunos diarios frecuentes de más de 21 horas para activar la hormona de crecimiento y desarrollar así más músculo. Este es un estilo de vida que ya aplican diferentes celebridades y les funciona a la perfección, pero en tus manos está que elección tomar. Puedes probar por ti mismo y ver qué resultados tienes y cómo te encuentras mejor.

He visto cambios increíbles en personas que ayunan 24 horas 3 días a la semana, y consiguen unos físicos espectaculares, pero claro, a prácticamente nadie le gustaría elegir esa opción.

¿Por dónde íbamos? El consumo más elevado de proteínas se debe intentar repartir de forma similar a lo largo de las comidas del día. Los alimentos ricos en proteínas a incorporar pueden ser de origen animal como de origen vegetal. Siempre y cuando se busquen proteínas de buena calidad como las que contienen: crema de sésamo, carnes vegetales, brócoli, espinacas, proteína de guisante, semillas, tofu ecológico, semillas de calabaza, kale, frutos secos, legumbres, huevos, carne o pescado.

La cantidad de proteínas a incorporar depende del aumento de masa muscular que se quiera lograr y de la actividad física que se realice. Además, a la hora de definir una cantidad influye: el peso, el sexo, la edad y las características propias de cada persona. Es posible que, en algunos casos, sea necesario tomar algún tipo de suplemento, natural por supuesto para optimizar los resultados. Batidos de proteínas vegetales, Espirulina, Chlorella, BCAA (aminoácidos ramificados), L-carnitina. Para conocer la cantidad exacta de proteínas que se necesita consumir, es recomendable consultar a un nutricionista especializado.

Otro alimento que se recomienda incorporar son las grasas saludables. Éstas ayudarán a eliminar las grasas malas acumuladas en el organismo. Las grasas saludables también ayudan a aumentar la cantidad de calorías que se consumen, son saciantes y tienen un efecto natural purgante que mejorará nuestro proceso de digestión. Estas grasas se encuentran en el aguacate, coco, aceite de oliva, aceite de lino, semillas de Chía, girasol, lino o cáñamo, frutos secos, crema de sésamo, pescados...

Por supuesto, debes tomar el agua suficiente al día, porque se estimula la hipertrofia muscular al hidratar las células favoreciendo, de este modo, su crecimiento. Se recomienda consumir al menos 35 ml de agua por cada kilo de peso. Si no hay una buena hidratación, la hipertrofia se producirá de forma lenta. Esta cantidad de líquido solamente se considera cuando se ingiere agua. Si se toman otros líquidos no se tendrán en cuenta para la cantidad calculada.

Además, es importante consumir al menos dos frutas por día. Las frutas frescas tienen una gran cantidad de vitaminas y minerales que favorecen la recuperación muscular después de entrenar, permitiendo una regeneración celular más rápida. Lo ideal es tomarlas 20 min antes de una comida.

Por otra parte, las vitaminas y los minerales de las frutas atenúan la sensación de fatiga, evitando la contracción muscular y los calambres. Las frutas también refuerzan el sistema inmunológico, por lo que se vuelve más necesario su consumo, ya que ayudan a tener un cuerpo más fuerte y resistente.

Cuando se tiene por objetivo el aumento de la masa muscular, es muy importante no consumir alimentos con azúcar y muy procesados porque son los que incorporan grasas malas que no favorecen el objetivo de crecimiento del músculo. También es necesario evitar el consumo de alcohol, porque éste reduce la síntesis proteica, ralentiza el metabolismo general del cuerpo y reduce la posibilidad del organismo de quemar las grasas.

Así mismo, es necesario incorporar a la dieta los carbohidratos complejos, porque son los que colaboran en la formación de la masa muscular, ya que aportan una buena cantidad de energía. Los alimentos que contienen estos carbohidratos son: copos de trigo sarraceno o de avena, quinoa, lentejas, garbanzos, batatas, papa con cáscara y pastas integrales.

Diferentes médicos y estudios científicos confirman que el ayuno intermitente estimula la secreción de la hormona del crecimiento, por lo que esta práctica colabora en la ganancia de masa muscular. Como el ayuno intermitente lleva a un estado llamado catabólico, que es contrario al anabólico, es normal pensar que va a suceder una degradación muscular, ya que es en el proceso anabólico cuando sucede el aumento de masa muscular. Pero a pesar de esta situación, el ayuno intermitente brinda grandes beneficios a nivel muscular y, si se realiza correctamente, ayuda al crecimiento muscular y a la pérdida de grasa. Esto es posible por la estimulación que se realiza en el cuerpo de la producción de la hormona del crecimiento.

Si se piensa en un ayuno prolongado, es lógico que se pueda pensar en la pérdida de masa muscular. Es decir, cuando se realiza un ayuno superior a 24 horas y sobre todo, si no se cumplen los requisitos necesarios. Pero en lo que se refiere al ayuno intermitente, no se observan en absoluto estos efectos negativos de pérdida de masa muscular.

Aumentar la masa muscular es un proceso fisiológico complejo que necesita un determinado tiempo y también un compromiso firme por parte de la persona. Eso no significa que sea un objetivo inalcanzable, sino que se puede lograr al seguir ciertas pautas.

Hay diferentes formas de conseguir un buen desarrollo de masa muscular. En este libro te cuento la que me ha funcionado a mí. Pero créeme, ninguna de ellas te funcionará si no la acompañas de una alimentación saludable, eso te lo garantizo.

Para comenzar, es necesario saber cuánto peso hay que levantar para lograr el aumento del músculo: después de varios estudios, los expertos aconsejan empezar con el peso que el individuo pueda levantar como máximo, haciendo entre 6 a 12 repeticiones y sin llegar a perder la técnica correcta del ejercicio. Utilizar en esta instancia un peso mayor no conduce a los resultados que se buscan. Con el peso adecuado, además del aumento de la masa muscular, se fortalecen los glúteos, el core, los pectorales y se logra definir la espalda. Con el término "core" se hace referencia a los músculos abdominales, lumbares, pelvis, glúteos y musculatura de la columna.

También hay que analizar la cantidad de series: para lograr una cifra efectiva, hay que tener en cuenta las condiciones físicas del individuo y su nivel de entrenamiento. En todos los casos se trabajará con series múltiples, ya que está comprobado que una única serie no logra el resultado buscado.

Otra indicación es ir aumentando la cantidad de series, sin perder de vista el hecho de que llegar al límite lleva a que la técnica deforme el ejercicio. Cuando esto sucede, es indicativo de que allí está el límite.

También hay que analizar cuántas repeticiones por serie se van a hacer. Las repeticiones se establecen para cada ejercicio en particular. Como regla básica, como hemos comentado anteriormente, se aconseja realizar de 6 a 12 repeticiones por cada ejercicio. Cuando el cuerpo se acostumbre a las 12 repeticiones manteniendo una buena técnica, se aumenta de peso. En este punto, se repite el mismo trabajo, o sea, se van aumentando progresivamente las repeticiones hasta llegar a 12 con buena técnica y, nuevamente, se agrega más peso. Lo ideal es ir subiendo de peso cada 15 días.

Otro factor importante es el descanso entre series. Un consejo es realizar una pausa entre 30 segundos y 2 minutos. Puedes descansar más si estás levantando mucho peso y haciendo pocas repeticiones, o descansar menos si hace más repeticiones con menos peso. En ese tiempo de descanso puedes hacer otro ejercicio o, en caso de no tener mucho tiempo para entrenar, puedes hacer un circuito de tal forma que, mientras un grupo muscular descansa, está trabajando otro, lo cual se llama descanso activo. Con el circuito se activa el sistema cardiovascular con mayor intensidad que si se hacen las pausas. Yo trabajo un día pecho, tríceps y abdominales, otro día espalda, bíceps y antebrazo y el siguiente hombro y piernas.

El circuito hace trabajar el músculo en un sentido y luego en el otro, como si fuera un trabajo de "tirar y empujar". Esto brinda un múltiple beneficio para dicho músculo, cuando se mantiene un ritmo constante de trabajo. Lo que se tiene que cuidar en estos casos son las agujetas, ya que son las que producen dolor en la musculatura durante los días siguientes.

Así mismo, hay que considerar cuántas veces por semana es necesario entrenar para lograr el aumento de la masa muscular. Por lo general, se aconseja dejar un lapso de tiempo de 48 horas entre entrenamientos para que el cuerpo se recupere, sobre todo, teniendo en cuenta que los primeros entrenamientos producen una gran cantidad de agujetas.

Las agujetas, en este tipo de práctica, se conocen como Dolor Muscular de Aparición Tardía o DOMAT o DOMS. Estos síntomas aparecen después de 2 días de haber entrenado. Cuando se hace el segundo entrenamiento, estas agujetas tienden a desaparecer. De persistir, se aconseja bajar el número de series. Para los principiantes, se aconseja iniciar con una sola serie de fuerza para evaluar cómo afecta al cuerpo y luego ir en aumento en forma progresiva.

No hay que olvidar que el proceso de aumento de masa muscular lleva tiempo, constancia, paciencia y esfuerzo, por lo que no se puede esperar un resultado inmediato. Un proceso constante y bien realizado dará los resultados esperados. Y los atajos en este caso no son buenos, porque conllevan tomar componentes artificiales y/o muy dañinos para nuestro organismo. Para los principiantes se recomienda realizar 2 sesiones mínimo de entrenamiento de fuerza por semana. El programa debe incluir todos los grupos musculares para lograr un entrenamiento de cuerpo completo.

En deportistas avanzados se recomiendan de 3 a 4 sesiones de entrenamiento semanal. Hacer una buena separación de estas sesiones, va a llevar a una correcta recuperación muscular. Cada grupo muscular se trabaja 2 veces por semana, si se divide la rutina en 4 días por semana. Generalmente se separa en tren superior y tren inferior, en ejercicios de empujar o tirar. De este modo, se puede cumplir con toda la rutina.

Por otra parte, es necesario saber durante cuánto tiempo hay que entrenar para que los resultados sean visibles. Al iniciar este entrenamiento, se siente un aumento de fuerza, pero no resulta visible, porque lo que mejora es la coordinación inter e intramuscular. Es decir, se optimiza la activación y la interacción entre los músculos. Después de trabajar durante 8 semanas, en algunos casos 12, incluyendo una semana de descanso y recuperación cada 2 meses, se empezarán a notar los primeros resultados. Estos tiempos varían de acuerdo con las características propias del individuo y su capacidad de entrenar.

No hay que olvidar que la masa muscular no aumenta mientras se está entrenando, en realidad disminuye. El crecimiento muscular se da en los descansos, que es cuando el cuerpo repara el tejido muscular roto volviéndolo más fuerte que antes. En los períodos de descanso es conveniente dormir entre 9 y 10 horas cada noche. También ayuda dormir la siesta.

Mejorar el rendimiento deportivo

Cuando no se lleva una alimentación adecuada, hay muchas posibilidades de que se limiten las capacidades físicas. Cuando esto sucede, el riesgo de lesionarse aumenta.

Para lograr los objetivos planteados, es necesario tener constancia, realizar algunos esfuerzos y tener dedicación. Además, desarrollar buenos hábitos deportivos y alimenticios que sean capaces de potenciar este trabajo. Los hábitos serán propios del deporte que se practique, de la edad y del estado físico que se posea.

Así mismo, los requerimientos calóricos van a variar según los parámetros expuestos. A nivel hormonal y fisiológico hay grandes diferencias entre mujeres y hombres. Por ejemplo: la composición corporal de las mujeres contiene un mayor nivel de grasas, por lo que los valores de referencia no van a ser los mismos, como así también los requerimientos calóricos de los hombres van a ser superiores porque la producción de masa muscular también es mayor.

Cuando el cuerpo no dispone de los recursos energéticos necesarios, es casi imposible que se logren los objetivos deportivos. Incluso, en casos avanzados de mala nutrición se incrementa el riesgo de sufrir lesiones como distensiones o desgarros.

Una dieta básica que se aplica como regla general, incluye: verduras, hortalizas y frutas, por su riqueza de vitaminas, minerales, fibras y agua; arroz y pasta integrales y cereales como fuente de hidratos de carbono.

Según algunos especialistas de la Universidad de Harvard, todas las dietas deben basarse en alimentos de origen vegetal de temporada, porque son frescos y no tienen procesamiento. También tienen que contener grasas saludables provenientes de los frutos secos, aceite de oliva y proteínas que provengan de verduras, frutos secos, semillas, algas, carne y, por supuesto, de los huevos.

Esta dieta básica se personaliza, considerando las características de cada uno y el rendimiento deportivo que se quiera lograr, ajustando las cantidades y los horarios más adecuados para las comidas.

Para iniciar el entrenamiento, es importante una buena hidratación, como también una correcta incorporación de minerales como potasio y sodio. La práctica deportiva se realiza mínimo dos horas después de la última ingesta. Si no es posible esperar las 2 horas, entonces la última ingesta tiene que ser liviana o sino, una preparación líquida para que no origine molestias mientras se entrena.

Es importante que el organismo tenga la energía necesaria en cada entrenamiento. Para ello, los depósitos de glucosa tienen que estar llenos al momento de entrenar. Las fibras y las grasas saludables son las que retrasan el vaciado gástrico, por lo que se aconseja que sean consumidas 2 horas antes de entrenar.

Para deportes aeróbicos que sean de media o baja intensidad, pero de larga duración, se necesita una comida previa bien completa. En deportes de resistencia se realiza un aporte extra de carbohidratos en horas previas al entrenamiento.

Si el individuo quiere tomar suplementos, éstos deben ser consumidos durante el entrenamiento para que su efecto se optimice. De lo contrario el efecto será contraproducente. Durante el entrenamiento, se pueden ingerir barritas de cereal sin azúcar.

Después de entrenar, la alimentación debe ayudar a que se recupere el cuerpo y permita que sea preparado para el próximo entrenamiento. Los músculos van a trabajar en la regeneración, van a hidratarse y nutrirse. Por este motivo, la alimentación debe contener potasio, sodio e hidratos de carbono. Por eso, al finalizar el entrenamiento, se aconseja consumir una o varias frutas.

Es fundamental evitar la deshidratación, consumir hidratos de carbono y proteínas, para lograr que el músculo se regenere. Con una frecuencia de entrenamiento de todos los días, la regeneración del músculo se hará a partir de la alimentación, por eso tiene que ser bien planificada.

Al entrenar todos los días, la alimentación debe ser óptima, porque si no, el cuerpo no va a estar preparado para el entrenamiento del día siguiente. Además, la poca recuperación irá en aumento, dando como resultado un menor rendimiento deportivo y un gran desgaste corporal. Al entrenar de 2 a 4 veces por semana, igualmente será necesario tener presente una buena alimentación y realizar lo que se llama alimentación consciente.

Un punto a considerar para mejorar el rendimiento deportivo es el tipo de metabolismo que tiene naturalmente la persona. Cuando es lento, hay que activarlo para llegar a los resultados buscados. El metabolismo es el proceso por el cual se produce y se quema energía, a partir de los alimentos ingeridos.

Todas las funciones del organismo dependen de la calidad de este proceso. Por eso es importante lograr que funcione correctamente. El balance energético se logra analizando la energía que se ingiere, en comparación con la que se gasta en las actividades diarias. También influye metabólica, que es la que indica la velocidad que el cuerpo tiene en este proceso.

Acelerar el metabolismo implica quemar calorías con mayor rapidez, disminuyendo el peso. Pero hay que considerar que la velocidad hace que se sienta hambre y, por tanto, la persona tenga que comer una mayor cantidad de alimentos.

Por ello, es fundamental tener presente que:

- El entrenamiento acelera el metabolismo mientras se realiza. Al terminar la práctica, el metabolismo retoma su velocidad normal. Por eso, no es recomendable aumentar la ingesta de comidas, creyendo que una ejercitación esporádica, va a ser suficiente para que el metabolismo se acelere.

- Los músculos, durante la ejercitación, queman más calorías que grasa porque se acelera el metabolismo. Pero es importante tener presente que será en pequeñas cantidades. Levantar pesas favorece no solamente a los músculos, sino también a los huesos y, para lograr el efecto deseado, se necesita una dieta que acompañe este trabajo.

- Ciertos alimentos activan la velocidad del metabolismo, como, por ejemplo: el té verde, la canela, la cafeína, los chiles picantes, etc. Evidentemente no hay que dejar de lado otros alimentos para evitar correr el riesgo de tener un déficit nutricional.

- Según una creencia popular, se solía decir que aumentar la cantidad de comidas acelera el metabolismo, pero no hay evidencia que lo demuestre.

- Otra creencia considera que el descanso nocturno adecuado, acelera el metabolismo. En este caso, al igual que el anterior, no hay evidencia que lo compruebe.

- Con el paso del tiempo y el envejecimiento del cuerpo, el metabolismo se vuelve más lento. Es por eso que la alimentación tiene que ir variando a medida que pasan los años, al igual que el entrenamiento físico que se realice.

Los alimentos que se aconseja consumir para estimular la aceleración del metabolismo son:

- **Cereales integrales**: porque son una buena fuente de energía y hay que tener presente que, al ser integrales, el organismo gasta más energía para procesarlos. Esto no pasa con los cereales refinados. Además, tienen un gran valor nutritivo y se encuentran en muchas formas, lo cual facilita su incorporación a tu dieta diaria.

- **Té verde y café verde**: son alimentos antioxidantes. El café verde es el que no se tostó y es un adelgazante natural. Para que ambos cumplan con sus funciones, se aconseja consumir de 2 a 4 tazas por día.

- **Lentejas**: una taza de lentejas representa el 35% del hierro que se necesita para cada día. Si bien el hierro no influye de forma directa en la activación del metabolismo, su presencia es importante porque cada elemento que esté ausente lleva a ralentizar el metabolismo. Por tanto, es importante que todos los nutrientes estén presentes. Lograr un equilibrio de nutrientes debe ser una prioridad para todas las personas en general.

- **Chiles o pimientos picantes**: el chile, la cayena y los pimientos rojos picantes aportan vitamina C y también antioxidantes. Contienen además capsaicina, que es un componente activo que colabora con la disminución de los lípidos corporales al eliminar las células grasas inmaduras.

- **Las frutas**: es bien conocida su función para adelgazar porque sacian el hambre y también la sed, por ser hidratantes, antioxidantes, contener un alto nivel de vitaminas y nutrientes. Entre ellas, las vitaminas C y D. Contienen azúcar natural y los cítricos son ideales para quemar grasas. Por otro lado, las frutas tienen efecto depurativo en el cuerpo gracias a la pectina.

- **Jengibre, agua tibia con limón**: ambos favorecen la desintoxicación del organismo y la función digestiva, además de muchos otros beneficios.

Por otra parte, es importante considerar que la tiroides tiene influencia dentro del control del metabolismo. Por tanto, cuando hay un metabolismo lento, es necesario que también se analice esta glándula para ver cómo está funcionando.

Es importante recordar que la activación de la musculatura influye de forma directa en el ritmo del metabolismo. Por eso es necesario desarrollar los músculos para que se active el metabolismo y así bajar de peso.

Aproximadamente el 30% del peso de la mujer y el 40% del peso en un hombre está constituido por sus músculos. Un buen plan de entrenamiento anaeróbico diario será lo que lleve a quemar de forma natural más calorías con la correspondiente activación del metabolismo.

Los ejercicios se clasifican en aeróbicos y anaeróbicos, siendo ambos necesarios para un plan de entrenamiento completo. Los ejercicios aeróbicos son los que llevan a transpirar y agotarse a nivel físico, como, por ejemplo: correr, jugar fútbol o básquet, hacer aeróbic, bailar, bicicleta, etc... Los ejercicios anaeróbicos son los que se realizan en un punto fijo y se enfocan en aumentar la masa muscular como, por ejemplo, el levantamiento de pesas.

Si el entrenamiento es diario, llevará a que la activación del metabolismo sea continua y termine por modificar su ritmo. Sin olvidar nunca la hidratación con agua, porque en el caso de las bebidas azucaradas no se cumple la misma función.

Además, hay que alimentarse con porciones pequeñas. El hecho de no tomar desayuno o pasar por ayunos prolongados lleva a que el metabolismo haga reserva de energía. El metabolismo puede ser controlado y modificado, a fin de lograr cambios relativamente importantes y que se prolonguen en el tiempo, sin olvidar que, si se modifican los hábitos, el metabolismo volverá a su punto de partida.

El rendimiento deportivo es la relación entre los resultados que se logran en la práctica deportiva y la cantidad de recursos utilizados para lograrlos. El rendimiento deportivo se encuentra condicionado por el potencial deportivo, los recursos, cómo se combinan entre ellos y cuánto se puede optimizar esta relación.

Hay factores externos que influyen en el rendimiento, como los aspectos psicológicos de la persona, si es amateur o profesional, circunstancias ocasionales o tal vez permanentes que limitan la práctica, las relaciones humanas que se generan a nivel deportivo, sobre todo si se trata de un deporte en equipo, etc.

Por ejemplo: un ciclista, puede que vea su rendimiento disminuido por la calidad de la bicicleta con la que entrena; o, para los que practican maratones, el clima representa un factor importante en el rendimiento.

Otros factores que también influyen son: la capacidad física, las habilidades para lograr una buena técnica, la alimentación, el estado general de la salud, la personalidad y actitud y circunstancias como motivación, entusiasmo, objetivos, etc.

El rendimiento se puede medir de diferentes formas: una es midiendo la variabilidad de la frecuencia cardíaca, VFC. Otra forma es con una prueba de esfuerzo que brinda una medición, no solamente del rendimiento sino de su evolución. En esta prueba se analizan los siguientes parámetros: frecuencia cardíaca máxima; consumo de oxígeno VO2; VO2 máximo; umbrales aeróbicos y anaeróbicos, VT1 y VT2.

La frecuencia cardíaca máxima, es la máxima frecuencia a la que puede llegar a latir el corazón. La ejercitación colabora para que el corazón se mantenga lo suficientemente fuerte para aguantar frecuencias cercanas a este límite por tiempos prolongados.

El VO2 y el VO2 máximo mide la capacidad de extraer oxígeno del aire y transportarlo a los músculos, logrando la energía que se necesita para el esfuerzo que se está realizando.

El umbral aeróbico VT1, indica la frecuencia cardíaca que no se tiene que sobrepasar cuando se hace una ejercitación por tiempo prolongado. Con el trabajo en la zona aeróbica se mejora la resistencia de fondo y se favorece la oxidación de grasas.

El umbral anaeróbico VT2, indica la zona de alta intensidad anaeróbica, que es una zona en la que no se puede mantener el ritmo por mucho tiempo, porque se genera ácido láctico que afecta el rendimiento. En este punto, el cuerpo no es capaz de neutralizar y reciclar el ácido láctico generado por las células musculares.

Para mejorar el rendimiento, es necesario atender cada uno de los siguientes puntos:

- Tener una nutrición adecuada, equilibrada y saludable: este es el pilar fundamental para cualquier deporte y para cualquier objetivo que se planifique como, por ejemplo, mejorar el rendimiento. Una dieta rica en proteínas, grasas saludables, hidratos de carbono, vitaminas, minerales, antioxidantes y evitando ingerir calorías vacías como las que contienen las harinas blancas, los dulces, las bebidas alcohólicas y energéticas...

- Una correcta hidratación, porque la falta de ella aumenta el riesgo de sufrir lesiones y también disminuye el rendimiento deportivo. Beber agua antes de la actividad física y también durante la actividad si ésta dura más de una hora. Al beber agua se recuperan las sales que se pierden por el sudor.

- Adaptar el horario de la comida y el que se va a utilizar para los entrenamientos. El proceso de digestión afecta el rendimiento deportivo por lo que, después de comer, es recomendable esperar unas 2 o 3 horas antes de ejercitarse.

- Marcar objetivos que sean realistas y adoptar una actitud disciplinada y constante. Los objetivos a corto, mediano y largo plazo son fundamentales para optimizar el trabajo y enfocarlo en la dirección correcta.

- En los aspectos psicológicos, es importante mantener un pensamiento positivo, porque es fundamental para la motivación que pone en movimiento el cuerpo.

- Es importante escuchar tu cuerpo y no forzar en exceso el corazón ni los músculos.

- Evaluar los resultados cada cierto tiempo para ver si se está yendo en la dirección correcta.

- Prestar atención a los períodos de recuperación. El cuerpo necesita este tiempo para repararse y favorecer la progresión natural y saludable.

- Entrenar la mente para poder llevar adelante las rutinas deportivas. La mente tiene que ser un gran aliado y no un enemigo que sabotee el trabajo.

No hay que olvidar que el hecho de recuperarse de un ejercicio de un grupo muscular no implica dejar de entrenar en ese instante. Puedes realizar lo que llamamos anteriormente descanso activo y trabajar otros grupos musculares. La recuperación puede realizarse de diferentes maneras, según el entrenamiento que se esté llevando a cabo.

En algunos casos, se necesitarán descansos adicionales. Si todo el tiempo se está entrenando al límite, se puede caer en un sobre entrenamiento y la fatiga comienza a acumularse al no descansar como corresponde. Cada 60 días conviene tomar una semana de descanso en la cual se realiza un entrenamiento liviano. De este modo, se recupera el tejido muscular y el organismo y este efecto mejora el rendimiento.

Puede completarse la recuperación con baños y masajes. Por ejemplo, sumergirse en agua fría después del esfuerzo realizado, lleva a que la recuperación sea más rápida. Puede usarse hielo, pero con utilizar agua fría es suficiente. El masaje se puede hacer con rodillos de espuma para reducir las contracturas musculares. Además, con ellos se puede mejorar la movilidad y activar la circulación sanguínea.

No se aconseja que se tomen antiinflamatorios o analgésicos para calmar los dolores, ya que el dolor es parte del proceso natural y, gracias a él, el cuerpo regenera los tejidos, aportando un mayor nivel de flujo sanguíneo en la zona dañada. Los antiinflamatorios pueden frenar el proceso natural de recuperación, entre otros efectos perjudiciales. En cambio, puedes tomar magnesio o cúrcuma que favorecerán la recuperación muscular sin efectos secundarios.

Bajar de peso

Cuando el objetivo es bajar de peso, hay algunos alimentos que no pueden faltar. La causa que, durante años, se ha considerado el principal motivo por el que engordamos, es consumir mayor número de calorías de las que se gastan a lo largo del día.

Pero las nuevas tendencias indican que este concepto tiene sus limitaciones y, en cierto modo, es erróneo. No todas las calorías son iguales ni producen el mismo efecto, pero en la hipótesis anterior, eran consideradas en igualdad de condiciones, por lo que, si se pretendía adelgazar, había que reducir su consumo.

Según el Dr. Kris Gunnars, especialista en nutrición: *"los alimentos pasan por distintos procesos metabólicos en el cuerpo y tienen efectos diferentes en la sensación de hambre, en las hormonas y en la cantidad de calorías que se quemarán"*. Por eso, es importante saber cómo actúan los alimentos que se recomiendan consumir.

La siguiente lista menciona los alimentos que son indispensables en una dieta para perder peso:

Verduras de hoja verde: col, acelga, lechuga, espinaca, etc., contienen grandes propiedades como fibras y de bajas calorías. Son ideales para aumentar el volumen de la comida y saciar el hambre.

Verduras crucíferas: brócoli, coliflor, repollo o coles, contienen un elevado contenido de fibras y proteínas, brindando sensación de saciedad. Algunas personas tienen dificultades para digerirlas.

Patata hervida: es un alimento muy completo, con muchos nutrientes, se podría decir que cuentan con casi todos los nutrientes que se necesitan para vivir y también es saciante. Se aconseja consumirla hervida o asada, pero no frita porque aumenta su contenido calórico. En caso de freírla, hay que realizarla con aceite de coco, que aguanta mayor temperatura sin volverse tóxico.

Legumbres: son vegetales saludables y ricos en proteínas que prácticamente no engordan. Por supuesto siempre manteniendo unas cantidades adecuadas. Las más saludables son las lentejas, las judías y los garbanzos. Es importante cocinarlas de la forma más natural posible, sin grasa y sin acompañarlas con chorizo. En lo posible, no se aconseja utilizar salsas procesadas. Pueden acompañarse con algunos picantes naturales para agregar sabor. Los picantes también tienen propiedades muy positivas para la dieta.

Aguacate o palta: goza de una popularidad muy justificada porque contiene grasas saludables, pocas calorías y una gran cantidad de nutrientes, además de un sabor muy rico, apto para combinarse con todo tipo de alimentos.

Pescado: contiene poca grasa y un elevado contenido proteico, cuando se envasa al natural y no con aceite. El pescado es bueno para cualquier dieta y hay muchas formas de combinarlo. Siempre serán más saludables los pescados pequeños. Especialmente el salmón es graso y rico en grasas saludables, además de proteínas, como así también yodo. Se puede sustituir por peces como la trucha, las sardinas o los arenques. En general, todos los pescados son muy recomendables, como también los mariscos.

Pollo y ternera magra: las carnes magras son ideales para consumir en las dietas para perder peso. Mientras no sean procesadas como los embutidos o las salchichas. Además, la sensación de saciedad que brindan estas carnes evita que se realice picoteo entre comidas. Aunque no son absolutamente necesarias, puedes elegir proteínas vegetales como muchos campeones mundiales olímpicos que siguen una dieta vegana. Si a ellos no les falta nada comiendo 100% vegetales para tener el máximo rendimiento ¿qué nos podría faltar a nosotros? ¡Nada!

Huevos: son un alimento perfecto para quienes buscan perder peso. Antiguamente se creía que elevaban los niveles de colesterol y aumentaban el riesgo cardíaco. Pero los huevos son ricos en proteínas y grasas saludables con pocas calorías, por lo que su consumo es recomendable.

Sopas: son hidratantes por naturaleza cuando se preparan con poca cantidad de sal. De este modo, serán saludables y saciantes. Las sopas son el resultado de la cocción de verduras o huesos.

Frutos secos y semillas: aunque contienen un nivel elevado de calorías, son ideales como snacks para el picoteo entre comidas, por su contenido de proteínas, fibras y grasas saludables. Hay estudios epidemiológicos que demuestran que cuando se consumen frutos secos de forma frecuente, se aprecia una tendencia a enfermarse menos y permanecer más delgados. Lo ideal es que, productos como las semillas de Chía, lino, cáñamo, calabaza o las almendras, se activen en agua antes de consumirlas para mejorar su asimilación y reducir la cantidad de antinutrientes que contienen y que puede causarnos inflamación intestinal y otros desequilibrios si los consumimos frecuentemente.

Cereales: los cereales que no presentan gluten y los que son de grano entero. Los más saludables son el trigo sarraceno, el mijo y el amaranto. También la avena, el arroz integral, el arroz yamani y la quinoa, son de los que se aconsejan consumir. Si el cereal es refinado, no se recomienda. En general, no se aconseja ningún tipo de alimento que sea procesado o refinado.

Frutas: son indispensables en las dietas por los grandes beneficios que presentan. Aportan hidratación y multitud de nutrientes, sensación de saciedad y tienen propiedades antioxidantes. Todas las frutas son recomendables, no hay ninguna que sea perjudicial.

Chía: son semillas con alto contenido en Omega 3 y fibra y muy recomendables para prevenir enfermedades cardiovasculares. Son ideales para embarazadas que necesitan aportes extras de Omega 3 y fibras. Además, evita el estreñimiento propio de los embarazos y favorece la digestión en general.

Chocolate negro: tiene propiedades antioxidantes, anticoagulantes y antiinflamatorias muy necesarias para perder peso y prevenir problemas cardiovasculares. Es importante consumir el amargo para evitar el azúcar que se agrega a otras variedades. El chocolate ha sido considerado falsamente como perjudicial para el organismo durante años. Pero actualmente está demostrado que no es así.

El café: su consumo es polémico porque la información existente sobre esta bebida es contradictoria. El café es un estimulante, vasodilatador y parece prevenir ciertas enfermedades como la diabetes, Alzheimer y algunos tipos de cáncer. Es conveniente consumirlo sin azúcar. La cafeína es una sustancia natural que quema grasas y potencia sus efectos con un buen plan de entrenamiento, ya que la cafeína incrementa los niveles de adrenalina. Igualmente es una bebida excitante de la cual no hay que abusar y tampoco es necesaria. Tomarlo en exceso puede derivar en insomnio, úlceras, ansiedad y otros desequilibrios del sistema nervioso.

El vino: el consumo de vino en forma moderada beneficia la salud del corazón y también colabora con el hecho de perder peso. Un estudio realizado en Alemania, en la Universidad de ULM, demostró que el resveratrol, un antioxidante que está presente en las uvas, inhibe la producción de grasas. Siempre considerando un consumo moderado y, a ser posible, en horario nocturno.

Para perder peso, conviene combinar ejercicios de cardio con ejercicios de fuerza. El entrenamiento de fuerza, que es el tipo de entrenamiento que favorece la masa muscular, apuntará al desarrollo de la masa muscular. Mientras el cardio, en forma complementaria, quemará grasas, acelerando el metabolismo y brindando una mejor relación de IMC (índice de masa corporal).

Por ejemplo: es ideal la práctica de Tabata. Este entrenamiento es metabólico y se puede practicar 3 veces por semana. Consume las grasas del organismo, activa los músculos y su efecto se prolonga por 72 horas.

También se aconsejan los siguientes ejercicios que son multiarticulares, ya que intervienen diferentes articulaciones y músculos:

- Flexiones en el suelo: tonifican los brazos, los bíceps, pectorales, hombros y dorsales. De forma secundaria ejercita abdominales, piernas y glúteos.

- Remo: es ideal para los músculos de la espalda, piernas y glúteos.

- Dominadas: es un ejercicio exigente y hay que tener un cierto entrenamiento para poder realizarlo, porque es difícil para principiantes. Se fortalece el tren superior, la espalda y el abdomen.

- Press militar: consiste en levantar los brazos por encima de la cabeza y volver a la posición inicial siguiendo un ángulo recto. Se puede realizar con barra de pesas o mancuernas. Se inicia con poco peso y luego se va aumentando.

- Sentadillas: queman grasas y fortalecen las piernas, además de los músculos de los glúteos y abdomen.

- Hip Thrust o puente de glúteo: con este ejercicio se ejercitan los isquiotibiales y los glúteos. También fortalece el abdomen y la zona lumbar.

- Zancadas: las zancadas que se realizan con peso de mancuernas tonifican las piernas quemando grasas en forma rápida. Consiste en atrasar una de las dos piernas y flexionar ambas, acercando el cuerpo al suelo manteniendo la espalda recta y volviéndolo a levantar usando la fuerza de las piernas.

- Planchas abdominales: tonifica el abdomen, además de quemar grasas localizadas en esta zona. El abdomen se activa de forma isométrica sin cambiar la postura. Es el abdomen el que hace el máximo esfuerzo. Consiste en mantenerse bocabajo apoyando solamente en el suelo los antebrazos y palmas de las manos y las puntas de los pies.

Las repeticiones se calculan considerando el punto de fallo muscular. Es decir, cuando el músculo llega al máximo de su capacidad, sin deformar la técnica del ejercicio. Se termina la serie cuando no se puede realizar una más sin que se deforme el ejercicio. Por ejemplo: si es posible realizar 10 flexiones correctamente, entonces hay que intentar 11. De este modo, se irá aumentando el límite, mejorando la capacidad muscular.

Se trabaja de esta manera porque, cuando se llega al fallo muscular, se activan las máximas fibras musculares y los resultados serán más efectivos para el progreso físico del individuo. No hay que olvidar que este tipo de entrenamiento puede implicar un mayor riesgo de lesiones si no se calienta adecuadamente, si no se está acostumbrado o si se está comiendo de forma poco saludable.

Como regla general, para los novatos, conviene hacer este entrenamiento 3 veces por semana. Para un nivel intermedio, alguien que lleva entrenando entre 6 meses y 2 años, se aconseja una rutina de 4 a 5 días por semana. Para un nivel avanzado, es decir, para una persona que hace más de 2 años que entrena, este entrenamiento se puede realizar 6 días a la semana.

Otros ejercicios aconsejados son:

- Ejercicios de salto: con ellos se puede lograr el 170% del VO2 máximo. El VO2 máximo, es la cantidad de oxígeno máxima que el cuerpo puede absorber, transportar y consumir en un tiempo establecido. Estos ejercicios involucran una gran cantidad de músculos, por eso se los considera integrales.

- Abdominales en todas sus variaciones: esta ejercitación puede ser muy amplia y variada, permitiendo realizarlos en forma acostada, sentada y también de pie.

- Flexiones burpees: es un ejercicio muy completo que comienza en el suelo, con extensión de piernas y luego sigue con una flexión de brazos, para después recoger las piernas e impulsarse hacia arriba en un salto, volviendo a la posición inicial para volver a comenzar. Los brazos y los hombros juegan un papel estabilizador y el tren inferior cumple la mayor función en el momento del salto. Una variante de este ejercicio es desplazarse hacia los laterales cada vez que se está en posición de plancha.

- Entrenamiento de intervalos de alta intensidad o HIIT: este entrenamiento es de fuerza y resistencia. Se combinan ejercitación anaeróbica y aeróbica, en sesiones que duran de 4 a 30 minutos. Los ejercicios más utilizados son: Skipping, Burpees, escalador y saltos en estrella. Se realizan en circuitos de 1 a 4 vueltas, en alta intensidad de 30 segundos, con una recuperación de 30 segundos, siendo la recuperación entre vueltas del circuito de 60 a 90 segundos. Se tiene que completar el circuito en 20 minutos y se aconseja una frecuencia de 2 a 3 sesiones por semana, con un descanso de 48 a 72 horas entre sesiones.

- Swings con pesa rusa o kettlebell: es un ejercicio que fortalece los abdominales, glúteos, caderas y cuádriceps. Cuando se hace de forma prolongada, se aumenta el ritmo cardíaco y se quema grasa como consecuencia. Se flexionan las rodillas, la espalda queda recta y se balancea la pesa desde la entrepierna, a la altura de los muslos, hacia arriba, en línea oblicua.

¿CÓMO POTENCIAR LOS BENEFICIOS DEL AYUNO INTERMITENTE?

Si has llegado hasta aquí, ya eres casi un experto en el mundo del ayuno, porque has descubierto muchos detalles técnicos que van a ayudarte, sin ninguna duda, a tener mejores resultados.

Ahora ya entiendes que, tanto practicar ayuno intermitente, como consumir alimentos libres de azúcares artificiales, harinas refinadas, conservantes y pesticidas, y olvidarte de productos procesados, como también ir incorporando más actividad física a tu vida y actividades positivas para la mente y el espíritu, deben convertirse en hábitos frecuentes en tus **prácticas semanales** de ahora en adelante si deseas tener una buena salud y calidad de vida.

De esta manera disfrutarás de bienestar físico, mental y espiritual, te sentirás a gusto con tu cuerpo, tu entorno y tu vida. Esto no sólo se reflejará en tu peso y tus medidas, sino también en tu salud interior. De este modo, serás una persona más segura, más confiada y tu mundo en general será más positivo.

Hay ciertas costumbres, simples pero poderosas, que podrás practicar y hacer parte de tu vida de ahora en adelante. Son las siguientes:

Evita porciones muy grandes y calóricas al terminar el ayuno y opta por **platos equilibrados**. Recuerda combinar proteínas, grasas saludables y fibra.

En cuanto a los carbohidratos, debes consumir una ración equilibrada, mínima, o ir alternando su consumo un día sí y un día no, ya que, de no ser así, el resto de esa energía que no se consuma, se convertirá en grasa. Los carbohidratos disparan la insulina, debido a los picos de glucosa que generan según hemos aprendido y por eso es necesario evitar esto.

¿Cuánto se adelgaza haciendo ayuno intermitente?

Numerosos estudios científicos han comprobado como el ayuno intermitente contribuye en la pérdida de peso.

Al ayunar durante un tiempo, se consigue que el cuerpo metabolice la grasa y la use como la fuente de energía que necesita para funcionar y todo gracias a este recurso que acumulamos a modo de reserva.

Lógicamente, como ocurre en la mayoría de las dietas y rutinas nutricionales, la cantidad de peso que puedes perder es variable. Cada metabolismo es diferente y responde a las diferentes condiciones del organismo de cada persona.

Aproximadamente de media, el ayuno intermitente te permitirá perder de dos a cuatro kilos durante el primer mes. Pasado ese tiempo, comprobarás de forma evidente la reducción de grasa corporal y retención de líquidos, además del aumento de energía, reducción del colesterol, azúcar en sangre, tensión arterial y un largo etc.

El proceso de ayuno es un cambio en el ritmo normal de consumo de alimentos, así que la constancia y la duración en el tiempo serán las claves del éxito. Todo funcionará correctamente si respetas los horarios, incorporas alimentos más naturales, ecológicos y lo menos procesados posible y te concentras en comer lo más saludable y sin excesos en cada momento de romper el ayuno.

Tus bebidas aliadas durante y después del ayuno

Agua

El consumo de agua es clave para el buen funcionamiento de nuestro organismo. Mantenernos hidratados es una tarea que no debemos olvidar ni evitar, ya que de esta manera potenciamos la eliminación de líquidos y toxinas y mantenemos saludable nuestra piel, tejidos y órganos.

Debemos beber agua antes de tener sed. Además, muchas veces creemos tener hambre, pero en realidad esa sensación puede ser nada más que sed. Por eso es recomendable que, cuando sientas que tu estómago te está pidiendo un bocadillo, bebas primero un vaso de agua.

Si notas tu cabello seco, tus labios agrietados, tu piel escamosa o tus uñas quebradizas, es muy probable que se trate de una mala hidratación.

La recomendación general es beber alrededor de dos litros de agua por día, pero la realidad es que cada cuerpo necesita una cantidad específica de agua. Las cantidades varían según el peso y la altura de cada persona.

Nuestro cuerpo está compuesto de alrededor de un 75% de agua, por lo que, al estar correctamente hidratados, vamos a mejorar nuestra circulación y oxigenación, nuestros niveles de concentración y desintoxicación, tendremos más energía y evitaremos dolores de cabeza regulares. Una hidratación adecuada nos ayudará a tener mejor salud e incluso a estar de mejor humor.

El alimento que consumimos diariamente suele suponer también algo de aporte de agua al cuerpo, al igual que el organismo por sí solo, es capaz de fabricar alrededor de 300ml de agua al día. Aunque esto sea así, debemos asegurarnos de que bebemos la cantidad suficiente de agua al día. Para conseguirlo existen dos fórmulas:

Fórmulas para calcular tu consumo de agua diaria:

1. Tu peso en kilos multiplicado por 35 ml = litros de agua que debes beber al día.
   - Ejemplo: 83kg x 35 ml = 2,9 litros. Este cuerpo necesita 2,8 litros de agua al día, sin contar el agua que va a beber durante la actividad física.
2. Tu peso en kilos / 7 = nº de vasos de agua de 250ml que debes tomar al día.
   - Ejemplo: 83 / 7 = 2.9 = 11,8 vasos de 250ml.
   - 11,8 / 4 = 2,9 litros.

Agua con gas

Si te encuentras en un evento, fiesta, celebración o simplemente quieres beber un refresco, puedes optar por agua con gas, ya que no posee calorías ni azúcar. Además, brinda una sensación de mayor saciedad, aunque dependiendo del estado de tu cuerpo podría hincharte o generarte gases.

Infusiones

Si te cuesta consumir agua en su estado natural, o el invierno te quita la sed, puedes beber infusiones naturales de manera ilimitada, siempre y cuando no lo hagas acompañándolas de azúcar o edulcorantes.

Diferentes tipos de té

En este caso, siempre se recomienda elegir té que viene en bolsitas, hojas, hojuelas o pulverizado para preparar en casa, ya que el té embotellado generalmente contiene azúcar. Obviamente, no debes agregarle miel, agave ni ningún tipo de azúcar mientras estés en ayuno.

El té verde y negro (English breakfast o darjeeling) contienen un poco de cafeína y es mejor consumirlos con moderación. Una mejor opción sería el té blanco, oolong o amarillo.

Café

Se debe limitar su consumo a un máximo de dos tazas diarias. Para darle mayor sabor a tu café negro, puedes colocarle una pizca de canela o de nuez moscada. A pesar de que el café puede tener ciertos beneficios como una aparente dosis extra de energía, aceleración del metabolismo o reducir el riesgo de padecer enfermedades mentales, su consumo prolongado o excesivo también tiene riesgos como el desequilibrio del sistema nervioso, acidez, gastritis o úlceras, insomnio, etc.

Caldos

En ayunos ligeros como el 12:12 o 16:8 es preferible evitarlos. Pero si decides hacer un ayuno de treinta y seis horas, de veinticuatro o el tipo de ayuno intermitente 20:4, consumir caldos puede ayudarte a reponer electrolitos.

Por supuesto, sólo puedes consumir el líquido, y debe ser un caldo 100% natural y sin sal. Puedes poner a hervir ajo, perejil, cebolla, zanahoria, espinaca y calabaza y sazonar con orégano, cúrcuma, nuez moscada, albahaca y pimienta negra. Evita que las verduras se deshagan, para poder retirarlas por completo y que puedas beber solamente el líquido.

Durante todo el proceso de ayuno es importante evitar cualquier alimento o bebida que incorpore calorías.

Consejos para maximizar los resultados

Los siguientes consejos te serán muy útiles a la hora de maximizar los resultados del ayuno intermitente:

- Mantener un buen nivel de hidratación: bebiendo mucho agua y bebidas sin calorías como infusiones y té de hierbas. Es recomendable beber pequeños sorbos para asimilarlo correctamente y maximizar sus beneficios. También favorece tomar bebidas tibias o calientes, más que tomarlas frías.
- Evitar los pensamientos continuos sobre la comida: la mente debe mantenerse ocupada con pensamientos que tengan que ver

con las labores diarias, para que la comida no sea una obsesión y así pase a un segundo plano.

- Utilizar el tiempo de ayuno para descansar, relajarte y hacer meditación: estas actividades enfocan la mente en mejorar la salud y en sus aspectos positivos, evitando la ansiedad y el estrés. También ayudan a que el tiempo pase más rápido.

- Realizar una adecuada selección de alimentos para romper el ayuno: cuando se finaliza el ayuno, para potenciar sus beneficios, es necesario adoptar alimentos saludables, que contengan poca sal, poco azúcar, nada de alcohol y poca grasa. En lo posible seleccionar aquellos alimentos que sean ricos en proteínas, fibras y grasas saludables, como: verduras, hortalizas, legumbres, semillas, huevos, pescados, frutos secos, aguacate, etc.

- Seleccionar alimentos que sean saciantes: elegir alimentos que brinden sensación de saciedad y bajos en calorías como aguacate, los vegetales crudos y frutas con gran contenido de agua como las uvas, el melón o la sandía.

- Busca los alimentos con buen sabor sin aumentar las calorías: los alimentos se pueden condimentar de forma generosa con ajo, hierbas, especias o vinagre. De esta manera, se vuelven muy apetitosos y no se aumentan las calorías.

- Practicar ejercicio moderado de 3 a 5 veces a al semana: hacer ejercicio siempre será una decisión inteligente y muy saludable, pero en el caso de combinarlo con el ayuno intermitente, será aún más beneficioso para ti. Mejorarás tu capacidad de desintoxicación, aumentarás tu resistencia y utilización de grasas por parte del cuerpo, acelerarás tu metabolismo y un largo etc. Es la mezcla perfecta.

Son varias las formas de realizar el ayuno intermitente y organizar un plan personalizado que se ajuste a las necesidades de cada persona. De este modo, los resultados se potenciarán porque el ayuno se ajustará al tipo de vida que llevas y a tus preferencias.

Si la persona no está acostumbrada a los ayunos, se recomienda comenzar con períodos pequeños para que el cuerpo se vaya aclimatando. Si se comienza con un período prolongado, es posible que el esfuerzo sea importante y hay muchas posibilidades de que no lo mantenga en el tiempo, ya que lo notará como algo difícil de realizar.

Son muchos los estudios que se han efectuado para apreciar los efectos del ayuno intermitente sobre el organismo. El ayuno intermitente disminuye los niveles de insulina en sangre, y se nota mucho más después de las 16 horas de ayuno. Por eso, facilita la quema de grasas. También hace aumentar la hormona de crecimiento, por lo que los músculos pueden crecer y regenerarse, estabilizando mejor las articulaciones y reforzando el sistema inmunológico.

Con los ayunos por períodos pequeños, se estimula la autofagia a nivel cerebral, por lo que las neuronas eliminan sus partes dañadas y así se protegen de las enfermedades neurodegenerativas. El ayuno intermitente, también activa las sirtuinas, que son unas proteínas que regulan las inflamaciones y el envejecimiento. Además, protegen a las células de la oxidación, evitando que proliferen las células cancerosas. Así mismo, el ayuno intermitente hace descender los niveles de colesterol LDL y aumentar HDL, disminuyendo la presión arterial y los triglicéridos.

Es importante tener estos datos presentes mientras se realiza el ayuno, ya que fortalecen la voluntad de ayunar.

FAMOSOS Y AYUNO
INTERMITENTE

Los famosos han encontrado en el ayuno intermitente una forma saludable de lograr el peso que necesitan.

Entre las estrellas que han adoptado esta práctica, se encuentra Hugh Jackman que, por sus interpretaciones en películas, en más de una ocasión, recurrió al ayuno intermitente para bajar de peso. El ayuno intermitente le brindó la posibilidad de tener resultados positivos y efectivos a muy corto plazo. Por supuesto, también realizó la restricción calórica correspondiente durante las horas de ingesta. Hugh Jackman declaró a la prensa que no se pasa hambre y que le brindó mucha energía, lo que también le permitió lograr un mejor descanso y un entrenamiento corporal más intenso y sin complicaciones. Hugh Jackman está convencido de que, el ayuno intermitente, es verdaderamente efectivo, además de que es seguro para la salud.

Otro famoso que tomó la decisión de probarlo es David Morton, un periodista de la publicación mensual "Men 's Health", quien lo puso en práctica durante 10 días para investigar si era positivo hacer una recomendación al respecto. La experiencia obtenida en esta investigación con el ayuno 16/8 fue más que positiva, por eso comentó en la publicación que no había sentido hambre durante el período de 16 h que requiere este ayuno. Al terminar el período en el que se había planteado realizar el ayuno intermitente, se encontró con que había perdido 2 kg sin modificar los hábitos alimenticios que tenía antes de ayunar. Solamente realizó una modificación de la distribución horaria en sus ingestas de alimentos.

El escritor y periodista Robin McKie hizo una importante publicación: "Fasting can help protect against brain diseases", lo que quiere decir: "ayunar puede ayudar a proteger contra las enfermedades cerebrales". En ella, indicó que: "los científicos han sabido por algún tiempo que una dieta baja en calorías es una receta para una vida más larga. Las ratas y ratones criados en cantidades restringidas de alimentos aumentan su vida útil hasta en un 40%. Se ha observado un efecto similar en humanos. Pero Mattson y su equipo han llevado esta idea más allá. Argumentan que, el hecho de "morir de hambre" de vez en cuando, puede evitar no solo la mala salud y la muerte prematura, sino que también retrasa la aparición de afecciones que afectan el cerebro, incluidos los accidentes cerebrovasculares."

Este criterio se ve avalado por los estudios de autofagia. El concepto de autofagia se inició en los años 60 de la mano del bioquímico belga Christian de Duve y significa comerse a sí mismo. Este proceso se descubrió en las células al observar que eran capaces de destruir su propio contenido, al encerrarlo en membranas y formando vesículas que se transportan en una forma llamada "lisosoma por degradación". En 1974 recibió el Premio Nobel de Medicina por el descubrimiento del proceso llamado lisosoma. En los años '90, Yoshinori Ohsumi continuó con esta investigación, llegando a obtener el Premio Nobel de Medicina en 2016, por su descubrimiento que se centró en los mecanismos de la autofagia.

Gracias a este descubrimiento, se pudo comprender la importancia de la autofagia en los procesos fisiológicos como adaptarse al hambre o la forma de responder a las infecciones. Así, se llega a entender a la autofagia como un proceso por el que la célula descompone y destruye viejas proteínas dañadas o anormales junto a otras sustancias en su citoplasma. De esta manera, la degradación intracelular permite el reciclaje de sus componentes y mantiene el equilibrio, destruyendo también virus o bacterias que originan infecciones.

Este proceso de autofagia se puede estimular a través de una restricción alimenticia, como la que sucede cuando se practica ayuno intermitente. Este descubrimiento lleva a considerar que la práctica del ayuno promueve un estilo de vida mucho más saludable que el que se logra al estar todo el tiempo ingiriendo alimentos.

MENÚ AYUNO INTERMITENTE

Antes de comenzar a hablar acerca de aquellos alimentos más beneficiosos para nuestro organismo y de lo que deberíamos tener en cuenta **cada vez que creamos nuestro plato para nutrirnos**, es necesario profundizar en las calorías diarias que cada cuerpo necesita.

El consumo diario de calorías varía según nuestra edad, nuestra altura, peso y actividad física. Una cantidad aproximada son dos mil calorías al día y entre mil ochocientas y mil quinientas nos harán bajar de peso al entrar en déficit calórico, pero todo depende de cada cuerpo.

Mediante un cálculo relativamente sencillo, podemos saber aproximadamente **cuántas calorías necesitamos en un día**. La fórmula es la siguiente:

Hombres   (10 x peso en kg) + (6,25 × altura en cm) − (5 × edad en años) + 5

Mujeres   (10 x peso en kg) + (6,25 × altura en cm) - (5 × edad en años) - 161

Ejemplo: (10 x 83 kg) + (6.25 x 183 cm) - (5 x 37 años) +5 = 1.793,5 calorías. Por lo tanto, este cuerpo en estado de reposo consume 1.793,5 calorías, sin contar las que consumirá si realiza actividad física. Si esta persona busca bajar de peso, debe recurrir al déficit calórico, por lo que no debería consumir más calorías para entrenar.

Alimentos aliados

Té verde

Durante siglos, en diferentes países asiáticos como Japón y China, además de ser considerado como una bebida social, se le dio al té verde un gran uso medicinal. Es muy lógico, ya que se trata de un alimento que posee propiedades antioxidantes, antidiabéticas, antiinflamatorias, antivirales, bactericidas, diuréticas y anti mutagénicas.

Además, el consumo regular de té verde puede ayudar a **eliminar toxinas** y mantener un peso corporal saludable. De hecho, consumir habitualmente té verde, podría ayudar a prevenir varios tipos de cáncer, en especial el de próstata, de mama, gastrointestinal, de pulmón, de vejiga y de ovario. Todo esto es debido también a sus propiedades antioxidantes y a que contiene enzimas desintoxicantes, las cuales inhiben la reproducción de células tumorales.

Varios estudios han demostrado que los polifenoles presentes en el té verde pueden atrapar los radicales libres que producen la oxidación celular y, en particular, ayudan a evitar que las células de alteren su ADN y se conviertan en células malignas. También se ha demostrado que el té verde estimula el metabolismo, lo que permite que el cuerpo use más energía y, por lo tanto, queme más calorías, ayudando de forma activa en el proceso de pérdida de peso. Además, actúa como cardioprotector, ayuda a la digestión, regula el intestino y combate la retención de líquidos. Y, por si fuera poco, ayuda a prevenir diversas enfermedades cardiovasculares, como infartos y ACV y regula los niveles de colesterol (especialmente el colesterol "malo" LDL), lo cual previene futuras formaciones de coágulos en la sangre, reduciendo el riesgo de trombosis.

También es un gran aliado del sistema inmunológico, ya que es rico en vitamina C, lo que reduce el malestar provocado por la congestión, gripes y resfríos. Posee propiedades antimicrobianas que ayudan a combatir bacterias y virus aliviando los estados gripales. Esto se debe a las catequinas (un compuesto bioactivo que contiene el té verde). Las catequinas ayudan a relajar los vasos sanguíneos y así regular la presión arterial.

Por su parte, las propiedades antioxidantes de las catequinas ayudan a regular los niveles de azúcar en la sangre. Pero sus efectos no se quedan ahí: disminuyen el estrés oxidativo, mejoran la resistencia a la insulina y regulan los niveles de azúcar, siendo de gran ayuda en el tratamiento de la diabetes.

Sus propiedades bactericidas colaboran como protector bucal, para reducir la aparición de caries, prevenir el mal aliento y proteger los dientes y encías de infecciones.

Una investigación de la Universidad de Michigan ha confirmado que el té verde podría reducir molestias causadas por enfermedades inflamatorias como la artritis reumatoide, gracias a la presencia de polifenoles que son capaces de bloquear las enzimas que producen la degeneración del cartílago.

Kéfir

El Kéfir es una fermentación láctica o de agua, que se produce gracias a la acción de hongos y bacterias beneficiosos para nuestro organismo. Se trata de un alimento fermentado, similar al yogur y también es conocido en el mundo como yogur búlgaro.

Existen dos tipos de kéfir: por un lado, está el que se produce a base de agua y el que se genera a través del fermento de la leche.

Si bien ambas bebidas están compuestas por la misma flora bacteriana, los efectos positivos cambian en gran medida, ya que los hongos y bacterias se adaptan de forma diferente a cada base.

La diferencia entre ellos es que el kéfir de agua es más fácil de mantener y ofrece una mayor cantidad de propiedades.

Entre sus beneficios destaca:

- Favorece la digestión
- Alivia el estreñimiento
- Minimiza los síntomas del asma
- Mejora los síntomas de la artritis
- Ayuda a prevenir el cáncer
- Colabora en la reducción de la hipertensión arterial
- Alivia las enfermedades gastrointestinales

Muchos de estos beneficios fueron comprobados por el Dr. J.M Schneedorf. También demostró que reduce hasta un 44% la inflamación gastrointestinal, ya que regula la flora intestinal.

Jengibre

En la actualidad, esta raíz comestible se ha vuelto muy popular y es consumida a lo largo de todo el planeta, ya que puede brindar numerosos beneficios para la salud. De hecho, el jengibre es utilizado por comunidades primitivas desde hace miles de años.

Actualmente, se puede conseguir la raíz en estado natural u obtenerlo en cápsulas, polvo o suplementos nutricionales. Esta raíz proviene del sudeste asiático y es considerada una de las especias más saludables (y deliciosas) del planeta.

El jengibre ha demostrado una buena eficacia para ayudar a la pérdida de peso, tratar la mala digestión, acidez, mareos, gastritis, resfriados, colesterol alto, tos y problemas de circulación sanguínea.

También sirve como apoyo en el tratamiento de algunas enfermedades gracias a sus propiedades anticoagulantes, vasodilatadoras, expectorantes, analgésicas, digestivas, antiinflamatorias, antibióticas, antitusivas, astringentes, antipiréticas y antiespasmódicas.

Tomate

El tomate contiene una enorme cantidad de vitaminas C y E, que son vitaminas antioxidantes. Por otra parte, contiene Vitamina A, la cual nos ayuda a mejorar la vista y también nos aporta licopeno, lo que juega un papel de gran importancia en la prevención o superación del cáncer.

También, su composición a base de agua hace que el tomate sea considerado un súper alimento que contribuye a hidratar el cuerpo, lo que ayuda a prevenir enfermedades cardiovasculares, a reducir el colesterol y lo hace ideal para mantener una piel saludable.

En cuanto a sus beneficios a la hora de bajar de peso, son muchos, ya que brinda una sensación de saciedad, pese a ser bajo en calorías. Por ese motivo se encuentra incluido dentro de casi todas las dietas saludables del momento.

Existen diferencias entre los beneficios que aporta el tomate cocido o procesado y el tomate crudo. Es por eso que, para aprovechar de mejor manera sus propiedades, lo mejor es consumirlo en su estado original.

Entre los principales beneficios que aporta el tomate en su estado natural, es que ayuda a prevenir problemas de salud derivados del pulmón, próstata y estómago. Esto ocurre porque el tomate crudo contiene grandes cantidades de potasio y aminoácidos esenciales, que disminuyen los niveles de colesterol totales y LDL, lo que protege de cardiopatías y reduce la hipertensión arterial.

Si bien se trata de una fruta tan sabrosa y saciante, lo cierto es que el tomate está compuesto en un 90% de agua. Así que es muy beneficioso para combatir la retención de líquidos y la aparición de celulitis.

Aguacate

El aguacate aporta vitaminas, minerales, grasas y otros componentes que influyen de forma positiva en la salud humana.

Su sabor y textura combina con muchas preparaciones y, a su vez, aporta antioxidantes y nutrientes esenciales. Además, los aguacates son bajos en carbohidratos y son ideales para una dieta cetogénica.

Como en el caso del aceite de oliva extra virgen, posee grasas monoinsaturadas, las cuales pueden elevar los niveles de colesterol HDL o colesterol bueno y ayudan a reducir los triglicéridos, y todo sin elevar los niveles de colesterol LDL.

El aguacate contiene distintos tipos de vitaminas, tales como la vitamina K, C, B5, B6 y E, también potasio y ácido fólico. Es beneficioso para todo nuestro organismo y ayuda a prevenir enfermedades e infecciones.

Algunos de los mejores beneficios del aguacate son su alto contenido en fibra y baja proporción de carbohidratos, lo cual ayuda a una mejor digestión y a la pérdida de peso. Como es muy saciante, hará que tardes más tiempo en volver a tener hambre después de comerlo.

Sus propiedades ayudan a evitar el estreñimiento y a reducir el azúcar en sangre.

Aceite de coco

El aceite de coco es un gran aliado, ya que puede ayudarte a entrar en cetosis. Esto es debido a que contiene grasas llamadas triglicéridos de cadena media y, a diferencia de la mayoría de las grasas, son rápidamente absorbidas y llevadas directamente al hígado. Allí, estas grasas son utilizadas directamente como energía o convertidas en cetonas.

Además, posee las siguientes propiedades:

- Antifúngicas
- Antivirales
- Refuerza el sistema inmunológico
- Promueve un peso equilibrado
- Acelera el metabolismo
- Tiene propiedades regenerativas
- Puedes cocinar con él a altas temperaturas
- Apoya la función tiroidea por su alto contenido en ácido láurico
- Ayuda a prevenir diabetes tipo 2
- Lubrica nuestro sistema digestivo

Agua de mar

El agua de mar tiene un poder extraordinario para disminuir la ansiedad, porque entrega a tus células todos los minerales que necesitan y, como resultado, **evita el hambre celular.**

Recuerda que nuestro cuerpo es un 9% de solución salina y que, el agua de mar, posee todos los minerales de la tabla periódica, los mismos que nuestro cuerpo necesita para realizar correctamente multitud de funciones. Magnesio, zinc, hierro, potasio, fósforo, son algunos de ellos y, entre otras cosas, se encargan de transmitir el impulso nervioso del cuerpo, oxigenar la sangre, limpiar el intestino, regular el cortisol y, por tanto, de disminuir la ansiedad y mejorar tu salud.

Beber un tercio de vaso de 250 ml de agua de mar, disuelta en dos tercios de agua normal veinte minutos antes del desayuno, puede traer grandes beneficios para tu cuerpo.

Cúrcuma con pimienta negra

Esta combinación de especias, además de aportar sabor, posee importantes beneficios para nuestro organismo.

Junto a la pimienta negra, la curcumina se activa y es mejor asimilada por nuestro cuerpo, por lo que es importante **combinarlas**.

La cúrcuma, junto a la pimienta negra, ayuda a reducir el dolor y la inflamación, colabora a la mejor circulación de la sangre, es beneficiosa para aliviar los síntomas de la diabetes y los problemas de vesícula, es un antibiótico y protector de estómago natural.

Espinacas

Según un estudio realizado en 2011, comer un plato de espinacas diariamente aumenta la eficiencia muscular. Además, es muy baja en calorías y está cargada de nutrientes. Es una fuente natural de proteínas, hierro, vitaminas y otros minerales. La espinaca es capaz de ayudar a mejorar el control del azúcar en la sangre en personas con diabetes, reducir el riesgo de desarrollar cáncer y mejorar la salud ósea.

Ajo

Según varias investigaciones publicadas en National Library of Medicine, comer un diente de ajo una vez al día funciona como antiinflamatorio, por lo tanto, ayuda a disminuir los dolores y malestares generales de nuestro cuerpo. Además, combate infecciones respiratorias, dilata los bronquios, fluidifica las mucosas y estimula el sistema inmunológico, por lo que hacerlo, te evitará muchas enfermedades frecuentes hoy en día.

Otro de sus beneficios es que mejora la circulación de la sangre debido a su poder anticoagulante, reduce el nivel de grasas en la sangre, disminuye los niveles del colesterol "malo" (colesterol LDL) y protege el corazón y las arterias.

Limón

Esta fruta es muy rica en vitamina C (un poderoso antioxidante), y contiene flavonoides, que también tienen efectos antioxidantes y antiinflamatorios.

El limón es alcalinizante y antioxidante, mejora la circulación sanguínea, te ayudará a evitar y tratar resfriados. Además, previene la aparición de cálculos renales, ayuda a desintoxicar el organismo, reducir el estreñimiento y fortalece tu sistema inmunológico.

Beber medio limón exprimido disuelto en un vaso de agua tibia de 3 a 5 veces a la semana apenas te levantes, incluso los días de ayuno intermitente, aportará muchos beneficios a tu organismo.

Vinagre de manzana

El vinagre de manzana se obtiene fermentando el azúcar natural de las manzanas, que termina por convertirse en alcohol. Luego, ese alcohol, gracias a una comunidad de bacterias *Acetobacter* que agregan a la fórmula, se convierte en ácido acético, el principal compuesto del vinagre de manzana.

El vinagre de manzana orgánico (no filtrado) contiene la "madre" del vinagre, que son hebras de proteínas, enzimas y bacterias amigables que aportan enormes beneficios a nuestro cuerpo, principalmente a nuestra flora intestinal.

Este alimento le aportará a nuestro cuerpo muy pocas calorías, pero también una pequeña cantidad de potasio y muchos aminoácidos y antioxidantes.

A su vez, el vinagre de manzana es capaz de matar una gran variedad de bacterias. Hipócrates, el padre de la medicina moderna, usaba vinagre de manzana para la limpieza de heridas hace más de dos mil años. Hoy en día, entre otros usos, se utiliza para conservar mejor los alimentos y evitar su putrefacción.

El vinagre de manzana mejora la sensibilidad a la insulina, ayuda a reducir el azúcar en la sangre, los niveles de colesterol y triglicéridos y la presión arterial.

Dos cucharadas grandes de vinagre de manzana disueltas en un vaso de agua antes de dormir pueden aportar importantes beneficios para tu salud.

¿Qué alimentos evitar al romper el ayuno?

Es importante tener en cuenta qué alimentos y bebidas consumir para romper el ayuno, pero también debes saber cuáles pueden tener un efecto contrario al que deseamos y eliminarlos de nuestra lista.

Entre los principales alimentos y bebidas que debemos evitar al romper el ayuno están:

- Hidratos de carbono (almidones y azúcares).

- Productos lácteos y harinas.

- Alcohol y bebidas azucaradas y gaseosas.

- Alimentos procesados y ultra procesados.

Tras haber roto el ayuno con alimentos saludables, se podrían incorporar los carbohidratos, al final de la primera comida o en la segunda comida del día, 5 o 6 horas después de la primera.

El resto de los productos mencionados en la lista es mejor evitarlos al máximo o siempre.

Plan alimenticio

Al romper el ayuno intermitente, debemos hacerlo de manera lenta y progresiva, para no generar picos de glucosa y no sentirnos hinchados o cansados.

Cuando rompemos el ayuno, no se trata de vaciar la nevera, o de intentar comer todo lo que no comimos en el día o lo primero que tengamos al alcance. Eso puede provocar molestias como diarrea o heces sueltas, por la expulsión de alimentos sin digerir, dolores por gases y distensión abdominal y, hasta en algunos casos, náuseas y vómitos.

Después de hacer ayuno intermitente, el cuerpo no tiene tan disponibles las enzimas y jugos digestivos necesarios para la descomposición de la comida que vayamos a consumir. Tendremos el estómago totalmente vacío. A nuestro organismo le puede llevar un par de horas hacer lo que necesita para descomponer los alimentos y durante ese período, si no se come de forma saludable, se pueden observar los malestares anteriores.

Para salir de un ayuno largo, lo recomendable es limitar la ingesta de proteína a una fuente vegetal, o pescado si no eres vegetariano o vegano, en poca cantidad y sin mucha grasa.

Recuerda que siempre es mejor el consumo de pescados **frescos y pequeños**, ya que, de lo contrario estarás incorporando a tu cuerpo un gran número de metales pesados y toxinas que el organismo no es capaz de eliminar por completo.

Además, el orden en el que vas integrando los alimentos a tu dieta diaria es muy importante para evitar picos de insulina, por eso es ideal que la primera comida sea liviana y pobre de carbohidratos, mientras que la segunda puede contener más hidratos, ya que luego comenzará un nuevo ciclo de ayuno.

Mejores alimentos para romper el ayuno intermitente

Lo primero y más importante antes de pensar en qué comer es **hidratarse correctamente** durante todo el ayuno, y sobre todo en las horas previas.

Elige para tu primera comida una taza de ensalada de espinacas con pepino, tomate, un poco de perejil o cilantro picado, por ejemplo. Se puede añadir una cucharada de aceite de oliva extra virgen y sal del Himalaya para dar mayor sabor e incorporar grasas saludables.

Elige proteínas vegetales o, si consumes proteína animal, intenta que sea pollo o pescado. Acompaña tu porción de proteínas con verduras y hortalizas sin almidón, que son las que crecen encima de la tierra.

Plan inicial de ayuno intermitente 16:8

Para comenzar, es necesario poder crear una rutina diaria que sea posible mantener en el tiempo y que se convierta en tu nuevo **hábito de vida**. Para lograrlo, lo más recomendable es que escribas una lista. Coloca en ella todo aquello que deseas, sueñas y anhelas lograr en tu vida, como, por ejemplo, bajar veinte kilos, comprarte una casa, trabajar de tu profesión y conocer tus cinco países favoritos.

Ahora, deberás convertir estos sueños en planes, con pequeños objetivos que ir consiguiendo para avanzar hasta alcanzar tus sueños. Para ello, tendrás que trazar un **plan de acción** y establecer pequeñas metas. Por ejemplo, para bajar veinte kilos, deberás alimentarte saludablemente, hacer limpieza intestinal o hepática, ayuno intermitente, realizar actividad física regular y despojarte de malos hábitos físicos, mentales y espirituales. Para comprarte una casa, tendrás que recortar aquellos gastos innecesarios, ahorrar, invertir y buscar las mejores opciones. Para trabajar de tu profesión soñada, será imprescindible que estudies y amplíes tus conocimientos, que realices prácticas, aunque sean gratis al principio y que mantengas actualizado tu currículo. Cuando estés listo, inscríbete en todas las ofertas posibles que encuentres, e insiste incluso 1 o 2 veces más yendo al mismo sitio en persona, aunque no hayas sido seleccionado, de forma amigable y educada por supuesto. Así conseguirás todo lo que te propongas.

De esta manera lograrás **enfocarte** y concentrarte en tus metas, sabiendo que, cada pequeño paso, te acerca a un objetivo mayor. El camino será enriquecedor y lo disfrutarás mucho más, y también será una oportunidad maravillosa para conocerte a ti mismo.

Cuando ya tengas estos objetivos definidos, debes decidir cuáles son las actividades más importantes en tu vida. En nuestro ejemplo serían entrenar, trabajar, estudiar opciones de inversión o planes de ahorro y buscar un nuevo empleo. **Define horarios y planes de batalla diarios.** Anota en una hoja, al final del día, tus tareas para realizar al día siguiente y, las que no logres terminar, apúntalas en la hoja del siguiente día.

Cuando tus horarios ya estén definidos y tengas claras las actividades importantes de tu día a día para lograr tus metas y alcanzar tus objetivos, seguro ya sabrás también cuándo comienzan y cuándo terminan esas siete u ocho horas de sueño reparador diario.

Por ejemplo, si te acuestas a las 11 pm y despiertas a las 7 am, tus primeras ocho horas de ayuno ya están hechas, te quedan sólo ocho. Esas ocho horas puedes dividirlas en dos, cuatro horas después de levantarte y cuatro horas antes de irte a dormir, de modo que, durante la mañana, ayudes a desintoxicar tu organismo y de noche te vayas a dormir ligero.

Es decir, por ejemplo, a las 11 am haces tu primera comida y a las 7 pm estarás haciendo la última. Esas serán tus ocho horas para alimentarte, en las que puedes hacer dos comidas.

En la primera comida evitarás los carbohidratos, mientras que en la segunda comida evitarás las proteínas.

Día 1

Al levantarte, toma tu tercio de vaso de 250 ml de agua de mar disuelta en 2 tercios de agua normal, tu medio limón exprimido disuelto en un vaso de agua o tu diente de ajo matutino, tú eliges.

A las once de la mañana: prepara tu primer plato de comida completo. La mitad con verduras: tomate, pepino, espinaca fresca, medio aguacate, sal rosada, aceite de oliva extra virgen, vinagre de manzana y orégano. Acompaña la ensalada con un puñado de frutos secos y una tortilla, quinoa hervida y cúrcuma. Como verás, la otra mitad de tu plato contiene proteínas y grasas.

Si tienes mucho hambre entre las dos comidas, puedes tomar un plato pequeño de sandía o media taza de arándanos acompañado de té, 4 horas después de tu primero comida.

A las siete de la tarde: haz tu última comida. Puedes tomar medio plato de verduras: kale, zanahoria y cebolla salteada en aceite de coco, medio aguacate y una porción (una taza de té) de arroz integral.

Antes de acostarte, puedes optar por beber un vaso de agua con dos cucharadas de vinagre o tomar una infusión.

Recuerda beber el agua suficiente al día, según las fórmulas que hemos visto anteriormente.

Día 2

Al levantarte, toma tu medida de agua de mar disuelta en un vaso de agua, tu medio limón exprimido disuelto en un vaso de agua o tu diente de ajo matutino, tú eliges.

A las once de la mañana: prepara tu primer plato de comida completo. La mitad con verduras: guisantes, espinaca fresca, aguacate, brócoli, sal rosada, aceite de oliva extra virgen, vinagre de manzana y romero. Acompaña la ensalada con una aguacate y, si no eres vegano, con un revuelto de dos huevos, semillas de lino y de calabaza trituradas. Si eres vegano puedes tomar un puñado de semillas de calabaza o una cucharada de crema de sésamo o tahín.

Si tienes hambre entre las dos comidas, puedes tomar una fruta cuatro horas después de la primera comida. Puedes optar por media taza de frambuesas o un licuado de leche de almendras y fruta.

A las siete de la tarde: haz tu última comida. Puede ser medio plato de verduras: puré de calabaza y zanahoria condimentado con aceite de coco y nuez moscada, un puñado de frutos secos y boniato al horno sazonado con curry, pimentón dulce y cúrcuma.

Antes de acostarte, puedes optar por beber un vaso de agua con dos cucharadas de vinagre o tomar una infusión.

Recuerda beber el agua suficiente al día, según las fórmulas que hemos visto anteriormente.

Día 3

Al levantarte, toma tu medida de agua de mar disuelta en un vaso de agua, tu medio limón exprimido disuelto en un vaso de agua o tu diente de ajo matutino, tú eliges.

A las once de la mañana: prepara tu primer plato de comida completo. La mitad con verduras: espinaca fresca, lechuga, repollo, brotes de alfalfa, sal rosada, aceite de oliva extra virgen, vinagre de manzana y pimienta negra. Acompaña la ensalada con un aderezo y una hamburguesa de lentejas.

Si tienes hambre, puedes tomar 1 vaso de leche de avena con semillas de chía machacadas y remojadas durante 15 minutos y un puñado de frutos secos.

A las siete de la tarde: haz tu última comida. Medio plato de verduras: cebolla, ajo, setas, perejil salteado en aceite de oliva y condimentado con pimienta negra y cúrcuma, una tortilla de trigo sarraceno y agua y dos cucharadas de hummus de garbanzos (batir garbanzos cocidos, limón, aceite de oliva, semillas de girasol, sal rosada y vinagre de manzana).

Antes de acostarte, puedes optar por beber un vaso de agua con dos cucharadas de vinagre o tomar una infusión.

Recuerda beber el agua suficiente al día, según las fórmulas que hemos visto anteriormente.

Día 4

Al levantarte toma tu medida de agua de mar disuelta en un vaso de agua, tu medio limón exprimido disuelto en un vaso de agua o tu diente de ajo matutino, tú eliges.

A las once de la mañana: prepara tu primer plato de comida completo. La mitad con verduras: espinacas frescas, canónigos o rúcula, zanahoria rallada, guisantes, sal rosada, aceite de oliva extra virgen, vinagre de manzana y pimienta negra. Acompaña la ensalada con una salsa de ajo (hornear una cabeza de ajo entera sin pelar, luego retirar los dientes de ajo con cuidado, triturarlos con aceite de oliva y aceite de coco, condimentar con sal rosada y romero), revuelto de huevos o setas si eres vegano.

Si tienes hambre entre las dos comidas, puedes tomar una fruta. Puedes comer medio mango, dos rodajas de piña o una manzana, acompañada de té.

A las siete de la tarde: haz tu última comida. Medio plato de verduras, ensalada hervida de patata, guisantes, calabaza, remolacha y zanahoria, condimentada con aceite de oliva, vinagre de manzana, sal rosada y medio aguacate.

Antes de acostarte, puedes optar por beber un vaso de agua con dos cucharadas de vinagre o tomar una infusión.

Recuerda beber el agua suficiente al día, según las fórmulas que hemos visto anteriormente.

Al llegar a este punto, habrás completado los primeros cuatro días de ayuno intermitente 16:8, uno de los más cómodos para incorporar a tu vida. En este momento, ya tendrás bien incorporados los conceptos e ideas para poder crear tus platos diarios de la manera que más se acerquen a tus gustos.

Puede suceder que, durante los primeros días de ayuno intermitente, tengas mucho hambre al despertar, o que, al estar acostumbrado a desayunar siempre, no te sientas con la energía suficiente como para permanecer en ayunas cuatro horas hasta la primera comida. **Recuerda que lo ideal es empezar a hacer ayuno intermitente poco a poco.** Lo que este plan te propone es una referencia o guía, pero cada persona es diferente y eres tú quien sabe, mejor que nadie, que ritmo te vendrá mejor. Recuerda, empieza retrasando el desayuno y adelantando la cena 1 hora a la semana, para ir eliminando progresivamente turnos de comida hasta acostumbrarte del todo.

También tienes otras opciones: hacer ayuno 12:12. Por ejemplo, si te levantas a las 7 am, desayuna y haz tu última comida a las 7 pm, o adapta las horas de ayuno despierto según te parezca más cómodo de realizar.

Algunos de los malestares que se pueden sentir son debido a la pérdida de minerales al aumentar la capacidad de desintoxicación del cuerpo. Pero también a causa de la disminución de glucosa en sangre, hasta que el cuerpo se acostumbre a usar las reservas de grasa para obtener energía, y es importante que prestes atención a los síntomas. **Si ves que estás mareado o descompuesto, es mejor que comas y reduzcas tus horas de ayuno hasta sentirte mejor y después seguir avanzando.**

¿Qué es hipoglucemia?

La hipoglucemia es un proceso en el cual se reduce la glucosa en sangre. Se considera baja cualquier cantidad menor a 70 mg/dL (miligramos por decilitro).

La glucosa es primordial para el correcto funcionamiento de nuestro organismo, porque es la fuente principal de energía utilizada por las células. Sus niveles irregulares afectan tanto a nuestro cerebro como a nuestro sistema nervioso central.

Cuando la glucosa escasea, el organismo activa una serie de mecanismos de protección ante la situación de riesgo. Por lo tanto, si no haces ayuno intermitente poco a poco, intenta escuchar a tu cuerpo y notar sus reacciones.

Si hay un consumo excesivo de bebidas alcohólicas, o se sufre de enfermedades hepáticas, trastornos renales o alimenticios o se tienen deficiencias hormonales, nuestra glucosa puede bajar rápidamente.

Los síntomas de la hipoglucemia aparecen de forma rápida y pueden cambiar de una persona a otra. Incluso pueden modificarse en la misma persona a lo largo del tiempo.

Los más comunes de ellos son:

- Palpitaciones
- Cambios repentinos de humor
- Sudor excesivo

- Debilidad
- Mareos
- Sensación de hambre
- Temblores
- Ansiedad
- Confusión mental
- Visión borrosa
- Dificultades en el habla
- Pérdida de conocimiento
- Convulsiones

DESINTOXICACIÓN: LA PUERTA DE LA JUVENTUD

Hay elementos que nos intoxican con sus componentes, ya sea por respirarlos, por su contacto con la piel o por su consumo. La extrema contaminación ambiental presente en las ciudades, los metales pesados o el monóxido de carbono liberado por fábricas, industrias, vehículos y medios de transporte, como centrales de energía y radiaciones de antenas, módems y teléfonos móviles; "comidas" como alimentos procesados y ultra procesados como embutidos, dulces, bollería, lácteos, harinas refinadas y panificados, alimentos precocidos o preparados y excesos de carnes, refrescos y alcohol, medicamentos; productos de higiene diaria llenos de tóxicos artificiales, champú, enjuague bucal, jabones, pasta de dientes; cosméticos, como cremas, desodorantes, perfumes y maquillajes; productos de aseo y limpieza como detergentes, lavavajillas, jabones de lavar ropa, suavizantes, perfumes o ambientadores para tu casa o el coche, desinfectantes y quitamanchas, pesticidas e ingredientes añadidos artificialmente a alimentos, etc...

Esto se debe al daño que nos causan los ingredientes artificiales y tóxicos que poseen estos productos y, en el caso de los productos animales, a los antibióticos, hormonas y químicos que estos animales deben consumir para producir más y ser más rentables para el negocio de la comida. Todos estos componentes entran a nuestro organismo y lo intoxican, lo inflaman y lo desequilibran.

Lamentablemente, nuestro cuerpo empieza a acumular estas toxinas y, como tenemos una capacidad limitada para eliminarlas, se comienzan a acumular dentro de nuestro cuerpo y hacen que no funcione todo lo bien que debería. Por ese motivo podemos tener gastritis o estreñimiento, entre muchos otros. Si no hacemos caso a estos avisos del cuerpo y dejamos que la mala alimentación continue, se podrán desarrollar enfermedades muy graves.

No se trata de eliminar todo lo que genera toxinas de nuestra dieta y de nuestra vida, ya que eso es casi imposible de hacer y menos de mantener en el tiempo, es algo tremendamente complicado y estas limitaciones podrían afectar seriamente nuestra vida social. La idea principal es **mejorar poco a poco nuestros hábitos de consumo**, haciéndolos más <u>conscientes y equilibrados</u>.

Además, una buena alimentación nos ayudará a eliminar toxinas naturalmente y a tener una buena calidad de vida. Y si lo sumamos al ayuno intermitente, nos permitirá mejorar nuestros hábitos alimenticios, depurar aún más el organismo y eliminar más toxinas, a la vez que aliviamos diferentes síntomas y aumentamos nuestra energía vital.

Realizar limpiezas intestinales y hepáticas nos ayudará mucho, pero son procesos más avanzados y requieren cumplir ciertas fases para que todo el camino sea más llevadero y agradable.

Alimentos aliados

FRUTAS y VERDURAS

Ajo, cebolla, perejil, tomate, espinaca, zanahoria, calabaza, limón, arándanos, aguacate, etc.

LEGUMBRES

Garbanzos, lentejas, judías, guisantes, frijoles.

ACEITES VEGETALES

Aceite de oliva extra virgen, aceite de coco, aceite de aguacate, aceite de lino.

GRANOS y CEREALES

Trigo sarraceno, centeno, avena, mijo, amaranto, arroz integral.

FRUTOS SECOS y SEMILLAS

Nueces, almendras, pistachos, avellanas, semillas de girasol, chía, lino, sésamo, cáñamo, etc.

ESPECIAS y ADHEREZOS

Cúrcuma, jengibre, pimienta negra, orégano, romero, vinagre de manzana, sal rosada.

El orden correcto para mejorar o recuperar tu salud sería el siguiente: primero mejora tu alimentación reduciendo o eliminando el consumo de los alimentos más tóxicos. Después, empieza a practicar ayuno intermitente. Cuando estés cómodo haciendo ayuno, haz una limpieza intestinal como recomiendo en mis anteriores libros. Haz una segunda limpieza a los 15 días. Espera 15 días o un mes y haz tu primera limpieza hepática.

Enhorabuena, acabas de darle a tus células y a tu cuerpo algo que no podrías haberles dado de otra manera. Al reducir la carga tóxica del organismo, tu sangre fluye mejor y más limpia, tu energía vital aumenta, tus dolores articulares y musculares y tus problemas intestinales se reducen, los niveles de colesterol, presión arterial y azúcar disminuyen, duermes mejor, etc.

A la hora de comer, puedes pensar en todos aquellos alimentos que nos entrega la tierra naturalmente, como las **frutas** (frambuesas, cerezas, moras, arándanos, sandías, tomates, uvas, mangos, melones, piñas, limones, pomelos, entre otros), las **verduras** (espinacas, kale, repollo, brócoli, apio, zanahoria, puerro, lechuga, ajo, cebolla, aguacate, entre otros), **granos** (trigo sarraceno, mijo, amaranto, centeno, espelta), **cereales** (mijo, arroz integral, avena), **legumbres** (lentejas, garbanzos, guisantes, frijoles), **frutos secos** (nueces, almendras, pistachos, avellanas), **semillas** (cáñamo, chía, lino, sésamo, amapola, girasol, amaranto), **aceites vegetales** (aceite de oliva extra virgen, aceite de coco, aceite de aguacate, aceite de lino, aceite de canola), **especias** (cúrcuma, jengibre, pimienta negra, cayena, orégano, romero, canela, albahaca, nuez moscada), **aderezos naturales** (vinagre de manzana, sal rosada, perejil, cilantro), **bebidas naturales** (agua, agua de mar, infusiones de melisa, manzanilla, equinácea, tomillo, tilo, boldo, cardo mariano, manzanilla, diente de león, cola de caballo, té verde, rojo, blanco).

¿Todavía crees que al eliminar o reducir el consumo de azúcar refinado, las harinas blancas, los lácteos y la carne morirías de hambre? Eso es lo que nos intenta hacer creer la industria alimentaria, pero está muy lejos de ser cierto.

Para tu higiene personal puedes usar champú natural, pasta de dientes sin fluoruro de sodio, jabones artesanales sin aceite de palma, que no tienen tantos químicos tóxicos y dejan menor huella en el ambiente. Para tus dientes, puedes añadir de vez en cuando a tu pasta una pizca de bicarbonato, o cepillarte con aceite de coco y cúrcuma que, lejos de manchar los dientes, los blanquea, y verás lo limpia que dejará tu sonrisa.

También puedes reemplazar algunos productos cosméticos por otros más naturales, como, por ejemplo, fabricar tus propias cremas mezclando aceite de coco o aceite de almendras dulce con un par de gotas de uno o dos aceites esenciales que aporte aroma, como limón o lavanda o aceite de rosa mosqueta. De esta manera, no solo estarás hidratando tu piel, sino también nutriéndola.

A la hora de limpiar tu casa puedes hacerlo con un limpiasuelos natural, los hay muy baratos en herbolarios. O también puedes limpiar con agua con vinagre de manzana y ambientar con palo santo, por ejemplo.

Todo se trata de **ir, poco a poco, adquiriendo hábitos más naturales**, amigables con el medio ambiente y el planeta, y, por lo tanto, con tu propio cuerpo, que seguro necesita y le viene genial algo de descanso y recuperación después de tantos químicos y tóxicos artificiales.

Evita las malas mezclas

Otra de las cuestiones importantes tanto a la hora de romper el ayuno como para implementarlo a lo largo de la vida, es evitar aquellas combinaciones que resultan perjudiciales para nuestro organismo.

Cuando comemos, nuestro cuerpo tiene que poner en marcha una serie de procesos que requieren mucho esfuerzo y energía, dejando de prestarle atención a otras necesidades del organismo. Por ese motivo, facilitarle la digestión es nuestra responsabilidad.

Mantenernos bien hidratados y masticar muy bien los alimentos es la primera parte. Evitar mezclas de alimentos que nuestro cuerpo no será capaz de procesar es la segunda.

Por ejemplo, si cargamos nuestro des-ayuno con mucho almidón, nuestra glucosa se irá a las nubes y acumularemos grasa y toxinas. Si comemos proteínas por la noche como última comida, probablemente no tengamos un buen descanso, ya que son excitantes.

También debemos olvidar de una vez la creencia de que todas las grasas engordan. Las grasas saludables, principalmente las vegetales, son un excelente alimento para nuestro cerebro y nuestro corazón. Además, tienen efecto saciante y purgante, por lo que también cuidan de nuestro hígado, que para las culturas orientales es nuestro segundo corazón.

No mezclar en la misma comida varios almidones

A nuestro cuerpo se le hace difícil descomponer varios almidones juntos, como, por ejemplo, el pan de una hamburguesa y patatas fritas, o arroz y harina. Y lo ideal es elegir una fuente de almidón que no aporte calorías vacías, como puede ser una porción de legumbres o un puré de patata, boniato o calabaza, o una ración de trigo sarraceno o quinoa hervidos serían mejores opciones.

No mezclar almidón y proteína

Cuando mezclamos almidones y proteínas en un plato, como puede ser carne, pescado o huevos, con pan, arroz, patatas o cerveza (contiene cereales con almidón), le damos a nuestro organismo doble trabajo para la digestión, que no podrá realizar con éxito, o al menos no de la mejor manera. Por un lado, los almidones, para ser procesados y digeridos, requieren de un jugo gástrico ligeramente alcalino. Por el otro, las proteínas, necesitan jugos gástricos más ácidos, ya que descomponerlas resulta más complicado. Por eso todos los animales carnívoros del planeta tienen sangre ácida y nosotros no. Podrías comer una fuente de proteínas, a poder ser vegetales, acompañada de grasas saludables y verduras de hoja verde, o carbohidratos (almidones) con verduras.

Almidones y azúcares

Cuando mezclas almidón y azúcar, como, por ejemplo, al hacer un pastel de chocolate con harina y azúcar (sin contar el huevo, que hace una mezcla aún más difícil de digerir), le estás exigiendo a tu organismo descomponer elementos complejos e incompatibles. Esa ración de tarta va a fermentar dentro de ti y generará un proceso inflamatorio, te acidificará y se convertirá en toxinas y grasas. Es por eso que es tan importante evitar este tipo de malas mezclas.

Hay una cantidad limitada de toxinas que podemos eliminar al día. Y, cuando la sobrepasamos, que suele ser muy a menudo, las toxinas se acumulan en tu cuerpo. Este, para defenderse, genera moco intestinal para diluir esas toxinas y reducir la inflamación, a la vez que libera una hormona llamada oxitocina, que evita que sientas los síntomas de ese malestar interno. Ocurre exactamente igual con la inflamación al comer picante, por eso se vuelve tan adictivo. Después, la mezcla de toxinas mezcladas con el moco intestinal se secará y quedará pegada a las paredes de tus intestinos. Parte de esas toxinas que no se eliminan ni se pueden recubrir de moco intestinal pasan a la sangre y, para evitar que estas toxinas alteren, acidifiquen e intoxiquen tu organismo, el cuerpo las encapsula en grasa, y viajan por tu sangre pegándose a tus arterias y acumulándose en tejidos, órganos y, en mayor medida, en el hígado, generando finalmente un estado serio de hígado graso.

Es por estos motivos que, prestar atención a tus hábitos de vida y a tu nutrición, tanto interna como externa, resulta clave para ganar años y calidad de vida.

REFLEXIÓN FINAL

Practicar ayuno es iniciarse en una nueva filosofía de vida. Es ir en busca de un mayor bienestar y una mejor salud, para disfrutar plenamente de cada momento. En ocasiones, el ayuno es movido por la fe y la búsqueda de la iluminación, teniendo una base espiritual muy profunda.

En todos los casos, los efectos sobre la salud son innegables. El ayuno actúa directamente sobre el metabolismo en general, reduciendo la concentración de los triglicéridos como así también de LDL en el plasma. Es sabido que colabora con la disminución de la glucemia y la resistencia a la insulina, lo que lleva a reducir el riesgo de sufrir diabetes del tipo II.

Así mismo, protege el sistema cardiovascular y, consecuentemente, disminuye las posibilidades de padecer el síndrome metabólico. Todos los tipos de ayuno son aptos para la pérdida de peso o para mantenerse en el peso adecuado una vez alcanzado el que se estaba buscando. En cuanto al rendimiento deportivo, combinar el ayuno intermitente con una mayor cantidad de proteínas, resulta una excelente propuesta para el mantenimiento de la masa muscular o para definir los músculos.

Ingresar en el mundo de la práctica del ayuno intermitente es un desafío que, al igual que todos los desafíos que plantea la vida, hay que aprender a enfrentarlos y disfrutar del proceso que ellos implican.
Disfrutar de los procesos es disfrutar de todas las oportunidades que brinda la vida. Cuando se piensa en las personas que han alcanzado el éxito en lo que hacen, se suele creer que no les costó ningún esfuerzo lograrlo. Poco tiene que ver este pensamiento con la realidad. Cada uno llevó su proceso y cada proceso incluyó aprendizajes específicos, como así

también entrenamientos, habilidades, momentos de reflexión y, en algunos casos, desandar el camino recorrido para corregir el rumbo.

Estas personas que alcanzaron el éxito disfrutaron de los procesos que los llevaron a donde se encuentran hoy. Al disfrutar del proceso por el cual transitan, toman conciencia de que no necesitan atajos y que cada día es un éxito en sí mismo.

Muchas personas se pasan la vida buscando estos atajos o deseando encontrar el método milagroso para solucionar un problema o lograr un resultado. Estas personas pasan mucho tiempo en su búsqueda, perdiéndose la oportunidad de disfrutar los procesos. Los atajos pueden ser poco éticos y muchos ejemplos de ellos se ven en las redes sociales o en las publicidades, en las cuales se ofrecen resultados inmediatos sin esfuerzos.

El mejor ejemplo, son los anuncios que prometen perder peso sin dietas, sin ejercicios, sin esfuerzo y en 5 días. Rematan el anuncio con el slogan "100% efectivo". El punto es que los seres humanos suelen condicionar su felicidad al hecho de que suceda tal o cual acontecimiento. Es común escuchar: *"cuando tenga tanto dinero voy a ser feliz"* o *"cuando adelgace tantos kilos voy a ser feliz"*. Mientras ese acontecimiento no sucede, no se permiten ser felices y minimizan los procesos por considerarlos poco trascendentes.

Los individuos pueden tener muchas cosas, pero si les falta aquello que desean, es como si no tuvieran nada y su sensación de vacío pasa a ser más importante que todo lo demás. Miran siempre el vaso medio vacío y pocas veces el medio lleno. Por supuesto, tampoco pueden ver cómo se va llenando ese vaso porque siempre están deseando el resultado que tanto buscan. Al disfrutar y valorar cada proceso, se está cambiando la perspectiva sobre la vida.

En los procesos intervienen una serie de variables. La variable principal está formada por las habilidades propias de la persona. Es fundamental que cada uno sea consciente de sus habilidades para ponerlas al servicio de lo que se está buscando. En segundo lugar, se encuentran los recursos con los cuales se cuenta y con los que faltan. En este punto es necesario analizar también el presupuesto que se dispone para lograr el objetivo que se busca.

La tercera variable es darse cuenta de que no hay prisa para llegar a la meta. Si bien la sociedad actual reclama resultados de forma rápida, es necesario tomarse el tiempo que se necesita para lograr el objetivo. Cada persona tiene su propio ritmo y es importante recorrer el camino sin forzar, con el firme propósito de lograr la meta, pero apreciando el recorrido y agradeciendo la posibilidad de poder caminarlo.

Por último, la variable que pocos consideran importante es la repetición. Muchas personas creen que repetir es contraproducente, pero está demostrado que cuando se repite, el cerebro no solamente aprende, sino que perfecciona el aprendizaje, utilizando una menor cantidad de neuronas en cada repetición. Esta es la forma en la que el cerebro ahorra energía y esfuerzo.

La repetición es un método de aprendizaje natural y eficaz, muy utilizado por los padres en los primeros años de vida de sus hijos, como cuando aprenden a hablar. Con el tiempo y la práctica, la demanda de energía para aprendizajes similares es cada vez menor.

Hay quienes dicen: *"la práctica hace al maestro"* y es verdad, porque a medida que se repite, se aprende y se perfecciona. Muchas acciones que se realizan en forma cotidiana se aprendieron y se perfeccionaron repitiendo.

La práctica del ayuno implica tomar en cuenta todas estas cuestiones para que su implementación sea exitosa.

Querido lector, querida familia, espero que este libro te haya descubierto conceptos esenciales para cambiar tu vida desde dentro hacia afuera.

Nuestros hábitos diarios y costumbres culturales, rutinas y planificaciones deben empezar a ser más conscientes y ser creadas desde el conocimiento.

Por eso escribo este libro, para que cada persona que lo lea, como tú, que me lees ahora mismo, comprenda la gran importancia de la alimentación, del ayuno y de la desintoxicación del cuerpo. Comparto contigo este libro para que puedas acceder a todos los recursos naturales que tienes a tu alcance para que tengas la salud, el bienestar y la calidad de vida que mereces.

Desde que nos levantamos hasta que nos vamos a dormir, todos somos capaces de trabajar y de construir el cuerpo y la vida que queremos, simplemente hace falta tomar las decisiones correctas, desde el conocimiento, el amor a uno mismo y el respeto a nuestro cuerpo y nuestra vida.

Si comenzamos a hacernos a la idea de que comemos para nutrirnos, de que nuestra alimentación construye los cimientos de nuestra salud, si comprendemos que ayunamos para limpiarnos y empezar a elegir sabiamente nuestros alimentos pensando en bienestar y la salud que nos darán, nuestra inversión de tiempo y de dinero merecerá la pena al 200%, porque ganaremos calidad de vida y una vejez con bienestar, sin dolores.

Te invito a poner en práctica las recomendaciones que te mostré en este libro. Espero, de corazón, que consigas los mejores resultados.

Muchas gracias por haber llegado hasta aquí. Te deseo éxito, salud, abundancia y felicidad.

Un abrazo grande,
Chris Díaz

Si te gustó lo que leíste, te animo a que me dejes tu opinión positiva en la página donde conseguiste este libro. La mejor forma de apoyarme es gracias a una valoración. Sólo te tomará unos segundos hacerlo, pero para mí significa mucho.

Una buena opinión tuya ayuda directamente a que mi trabajo llegue a más personas e impacte positivamente en su vida, salud y bienestar.

Si me dejas una reseña positiva, le haces una foto y me escribes a **chnatucoach@gmail.com** te enviaré de regalo el acceso al primer vídeo de mi curso "El Efecto 5K5S".

¡Hasta el siguiente libro!

Salud y fuerza para ti y los tuyos,
Chris

MÁS DE CHRIS DÍAZ

AYUNO
INTERMITENTE
y limpieza hepática

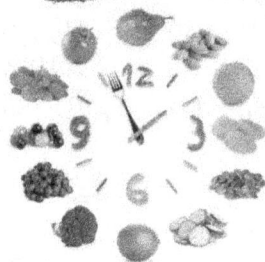

GUÍA COMPLETA

CHRIS DÍAZ

TIENES EL
PODER
DE
CAMBIAR
TU
VIDA

GUÍA PARA VIVIR MEJOR

SALUD, MENTE & ALMA

CHRIS DÍAZ

Con este código QR te suscribirás a mi lista de correo exclusiva, en la que recibirás enlaces para leer otros libros o audiolibros míos totalmente gratis, descuentos y regalos, testimonios, nuevos lanzamientos y publicaciones con claves o pasos para ayudarte mejorar tu salud de la forma más natural.

Todo lo necesario para mejorar tu salud está ahora en tus manos.

Si quieres conseguir la salud que deseas para tener la vida que mereces, puedes seguirme en Instagram, Telegram o TikTok con el nombre **natucoach**.

También puedes reservar tu asesoría personal a largo plazo o tu vídeoconsulta conmigo escribiéndome a chnatucoach@gmail.com.

Buena salud, mente tranquila y alma feliz para ti, que estás leyendo esto.